HUNGRIG NACH VERÄNDERUNG

HUNGRIG NACH VERÄNDERUNG

Vergessen Sie Diäten, besiegen Sie den Heißhunger und essen Sie sich Ihren Weg frei zu lebenslanger Gesundheit

James Colquhoun und Laurentine ten Bosch

HarperOne
An Imprint of HarperCollins*Publishers*

LIFESUCCESS MEDIA

HarperOne LIFESUCCESSMEDIA

Alle Bilder mit Ausnahme derer auf den Seiten 1 wurden mit freundlicher Genehmigung aus dem Film „HUNGRIG nach VERÄNDERUNG" übernommen.

ISBN: 978-3902114754

Herausgegeben von:
Life Success Media GmbH
A-6020 Innsbruck

Dieses Werk wurde herausgegeben nach einer Vereinbarung mit HarperOne, einer Verlagsmarke der HarperCollins Publishers, LLC

Seite 1: Fotografie von Lizz Pennings

Amerikanischer Originaltitel:
„Hungry for change:
Ditch the Diets, Conquer the Cravings, and Eat Your Way to Lifelong Health."

Übersetzt aus dem Amerikanischen von Romana Vlcek

Dieses Buch ist dem Teil in uns allen gewidmet,
der sich nach perfekter Gesundheit sehnt,
wie sie uns von Geburt an zusteht.

Inhalt

TEIL II: IHRE GESUNDHEIT LIEGT IN IHREN HÄNDEN

Vorwort

Die letzte Diät, die Sie je brauchen werden

Wieso glauben wir, dass wir unseren Körpern industriell hergestellte Substanzen zuführen können (die ihrer Nährstoffe und all ihres Lebens beraubt sind und nur wie Lebensmittel aussehen) und dennoch gesund bleiben können? Wie kamen wir auf die Idee, dass Industriechemikalien und industrielle Verarbeitung das ersetzen können, was die Natur uns bereitstellt? Vor hundert Jahren gab es nur Bio-Lebensmittel, die vor Ort angebaut, der Jahreszeit entsprechend frisch angeboten oder naturbelassen mit altbewährten Methoden haltbar gemacht wurden. Lebensmittel waren tatsächlich Lebensmittel. Heute werden weniger als 3 Prozent der landwirtschaftlichen Nutzflächen in den USA für den Anbau von Obst und Gemüse genutzt, das eigentlich 80 Prozent der Ernährung seiner Einwohner darstellen sollte. So wird nicht einmal genug Obst und Gemüse angebaut, damit die Amerikaner die fünf bis neun Mahlzeiten pro Tag essen können, die nach den Ernährungsrichtlinien der US-Regierung empfohlen werden.

Viele von uns nehmen nur noch industriell hergestellte Nahrungsmittel zu sich. Und wer weiß schon, was sich in dem in einer Fabrik hergestellten und dann in Schachteln, Beuteln oder Dosen verpackten wissenschaftlichen Projekt wirklich versteckt? Wenn eine Fritte mehr als 20 Inhaltsstoffe hat und kaum einer davon aus Kartoffeln stammt, wenn der Hamburger vom Schnellimbiss kaum noch Fleisch enthält und wenn der durchschnittliche amerikanische Teenager jeden Tag 34 Teelöffel Zucker verspeist, dann kann man das nur als einen Nahrungsmittel-Albtraum bezeichnen; wir leben in einer Sciencefiction-Horrorshow.

Allein die Tatsache, dass darüber diskutiert wird, was wir essen sollten, und dass wir es schwierig finden, die „beste" Ernährung zu definieren, ist symptomatisch dafür, wie weit wir uns von den natürlichen Bedingungen, unter denen unsere Art entstanden ist, und von echten, vollwertigen, frischen Lebensmitteln entfernt haben. Wenn das Essen von echten Lebensmitteln zu einer revolutionären Handlung wird, stimmt etwas nicht.

Die Nahrungsmittelindustrie in den USA ist nach der Regierung der größte Arbeitgeber des Landes. Sie beeinflusst maßgeblich die Medien wie auch die Behörden, unter deren Aufsicht sie angeblich steht (Landwirtschaftsministerium, Nahrungsmittel- und Arzneimittelbehörde FDA und Kongress), und sie verwirrt und irritiert uns mit voller Absicht. Fettarm ist gut, also muss doch alles, wo „fettarm" draufsteht, gesund sein! Doch eine Sprudellimonade ist 100 Prozent fettfrei und wird dadurch trotzdem nicht gesund. Dann wird uns gesagt, wir sollten mehr Vollkorngetreide essen, also werden ein paar Häppchen Vollkorngetreide über zuckrige Frühstücksflocken gestreut. Das macht sie auch nicht viel gesünder. Der beste Rat, den man geben kann, ist: Meiden Sie Nahrungsmittel, auf deren Packungen behauptet wird, dass sie gesund sind! Noch besser ist es, wenn Sie überhaupt alle Nahrungsmittel meiden, die irgendwie beschriftet sind.

Unsere Geschmacksknospen, die Chemie in unseren Gehirnen, unsere Hormone und unsere Küchen sind von der Nahrungsmittelindustrie als Geiseln genommen worden. Die nahrungsmittelähnlich aussehenden Substanzen, die von dieser Industrie angeboten werden, verführen unsere Geschmacksknospen zu einem kurzlebigen, flüchtigen Vergnügen – doch unsere Biologie lässt sich nicht täuschen: Sie reagiert, verschmäht diesen Müll und lehnt es ab, dass er sich auf unseren Genen und entlang unserer hormonellen und biochemischen Bahnen anhäuft. Wir müssen unsere biologischen Systeme von diesem „Müll" befreien.

Industrielle Verarbeitung hat einer breiten Palette von süchtig oder dick machenden und den Metabolismus verstopfenden Chemikalien und Verbindungen die Pforten geöffnet. Dazu gehören MNG (Mononatriumglutamat), Aspartam, Maissirup und Transfette, um nur die schlimmsten Aggressoren zu nennen. Forscher verwenden MNG für Studien zur Fettleibigkeit. Es ist ein „Excitotoxin"; es stimuliert das Gehirn zu unkontrollierbarem Essverlangen. Wenn man damit Mäuse füttert, stopfen sie sich voll und werden fett. MNG ist in 80 Prozent aller verarbeiteten Nahrungsmittel enthalten. Am häufigsten versteckt es sich hinter der Bezeichnung „natürliche Geschmackstoffe". Ein anderes Beispiel sind Transfette. Sie kommen von Gemüseölen, die chemisch verändert werden, um dem Abbau durch Bakterien zu widerstehen. Das ist der Grund dafür, dass sich Kekse aus dem Supermarkt in der Speisekammer jahrelang halten können. Doch unser Organismus beruht auf bakteriellen Vorgängen und unsere Mitochondrien können Transfette nicht verarbeiten. Unser Metabolismus wird blockiert und die Folgen sind Gewichtszunahme und Typ-2-Diabetes.

Unsere Zungen lassen sich leicht täuschen und unsere Gehirne können nach den raffinierten krankmachenden Kombinationen von Fett, Zucker und Salz süchtig werden, mit denen die Nahrungsmittel aus den Fabriken vollgepumpt sind, doch unsere Biochemie lässt sich nicht täuschen. Das führt zu der katastrophalen Fettleibigkeit und den chronischen Krankheiten, mit denen z.B. in den USA viele zu kämpfen haben. Es überrascht nicht, dass 68 Prozent der Amerikaner übergewichtig sind und dass die Fettleibigkeitsrate seit 1960 von 13 Prozent auf 36 Prozent angestiegen ist und bald 42 Prozent erreichen wird. Im Verlauf des letzten Jahrzehnts ist der Anteil der Jugendlichen mit Vordiabetes oder Diabetes von 9 auf 23 Prozent angestiegen. Wirklich? Ja, fast jedes vierte Kind im Teenageralter hat jetzt entweder Vordiabetes oder Typ-2-Diabetes. Und 37 Prozent der Kinder, die nicht als übergewichtig gelten, weisen einen oder mehrere der Risikofaktoren für Herzkreislaufkrankheiten auf, wie etwa hohen Blutdruck, hohe Cholesterinwerte oder einen hohen Blutzuckerspiegel. Wenn das Essen aus der Fabrik es nicht schafft, die Kinder dick zu machen, so macht es sie zumindest krank!

Es ist an der Zeit, unsere Küchen und heimischen Herde zurückzufordern. Die Nahrungsmittelindustrie verändern zu wollen, scheint ein geradezu unmögliches Unterfangn zu sein. Doch das ist es nicht. Es ist nur ein kleines Problem. Es kann an den kleinen Orten in unserem Leben gelöst werden: in unseren Einkaufswägen, in unseren Kühlschränken, in unseren Küchenregalen, an unseren Herden und in unseren Esszimmern. Dort liegt unsere Macht. Die Hunderte von kleinen Entscheidungen, die wir jeden Tag machen, können die monolithische Nahrungsmittelindustrie zum Umsturz bringen. Das vergangene Jahrhundert war gesäumt von gefallenen Gewaltherrschern und Gewaltregimen. Vom Fall der Berliner Mauer bis hin zum Arabischen Frühling hat sich gezeigt, dass es nichts Mächtigeres gibt als eine kleine Gruppe von Menschen mit einem Verlangen danach, Ungerechtigkeit und Misshandlungen ein Ende zu machen.

HUNGRIG NACH VERÄNDERUNG durchbricht die Verwirrung hinsichtlich dessen, was wirklich in den Nahrungsmitteln ist, die wir heute essen, und es pflanzt revolutionäre Samen mit diesen einfachen Aussagen: Unsere Körper sind dazu geschaffen, mit echten

Lebensmitteln ernährt zu werden. Unser natürlicher Zustand ist Gesundheit. Wir müssen unsere Essensweisen vereinfachen. Wenn wir den Müll aus unserer Nahrung entfernen und unseren Körper und Geist entgiften, heilen wir. Wählen Sie einfach echte Lebensmittel: Gemüse, Obst, Nüsse, Samen, gesunde Öle (Oliven-, Fisch-, Avocado-, Kokosnussöl) und kleine Mengen von Vollwertgetreide, Bohnen und mageren tierischen Proteinen wie von wild gefangenem Fisch, Fleisch von Weidetieren von Ökofarmen und Eiern von freilaufenden Hühnern.

In diesem Buch gibt es keine Diätpläne, kein Zählen von Kalorien und kein grammweises Abmessen von Fetten, Kohlenhydraten oder Proteinen. Das alles ist unwichtig, wenn Sie nur echte, vollwertige, frische, lebendige Lebensmittel wählen. Wenn Sie Qualität wählen, wird alles andere von selbst in Ordnung kommen. Solange Sie leere industrielle Nahrungsmittel mit ihren süchtig machenden Chemikalien und Zuckern essen, wird Ihr Körper ständig nach mehr Nahrung verlangen, denn er braucht Nährstoffe, die in toten Nahrungsmitteln nicht vorhanden sind. Doch sobald Sie einige Tage lang nährstoffreiche frische Lebensmittel essen, kommen Sie von der körperlichen Sucht nach Industrienahrung los. Nach einigen weiteren Tagen beginnen sich Ihre Zellen zu verjüngen und Ihr Körper beginnt sich von innen heraus zu heilen. Und die Nebenwirkungen sind allesamt nur gut: gesündere Haut, Haare und Nägel, mühelose Gewichtsabnahme, Umkehrung von zu hohem Blutdruck, Diabetes und hohen Cholesterinwerten, Klärung von benebeltem Denken und ein verblüffende Wirkung auf Depressionen und Müdigkeit.

Wichtiger als das, was Sie aus Ihrer Ernährung streichen, ist das, was Sie hinzufügen. Fügen Sie all die guten Sachen hinzu und für die schlechten wird kein Platz mehr bleiben. Mutter Natur ist die beste Apothekerin und echte Lebensmittel sind die wirksamsten Arzneimittel, die es auf unserem Planeten gibt. Echte Lebensmittel wirken schneller, besser und sind billiger als jedes Pharmazeutikum. Und wenn man sie mit einigen Superlebensmitteln würzt, wie etwa mit Chia-Samen, Hanfsamen, Petersilie, Koriander, Kokosnuss und grünen Säften, kann eine Ernährung mit vollwertigen echten Lebensmitteln Tausenden von Genen nützen, Dutzende von Hormonen regulieren und die Funktion von Zehntausenden von Proteinnetzwerken verbessern. Das Abendessen ersetzt den Arztbesuch. Was Sie auf Ihre Gabel spießen, ist wirksamer und kraftvoller als jede Medizin, die Sie in einer verschreibungspflichtigen Flasche finden können.

HUNGRIG NACH VERÄNDERUNG gibt uns eine einfache Wegbeschreibung zur Gesundheit. Echte Lebensmittel, genügend Schlaf und körperliche Bewegung, Eigenliebe statt Selbstverachtung und die Aufrechterhaltung eines gesunden Selbstbilds – die Lösungen für Gesundheitskrisen und Fettleibigkeitsepidemien sind nicht kompliziert. Gesundheit und Glück sind oft nur wenige Tage weit entfernt. Dazu kommt, dass jeder von uns in der Lage ist, durch kleine Veränderungen in seinem eigenen Leben große Veränderungen bei unserem Nahrungsmittelangebot, in unserer Landwirtschaft und sogar bei der Staatspolitik zu bewirken. Ich hoffe, dass dieses Buch der Beginn einer echten Lebensmittelrevolution sein wird.

Mark Hyman, M.D.
West Stockbridge, Massachusetts
May 29, 2012

Einleitung: Unsere Geschichte

Unsere Geschichte beginnt mit einer rätselhaften Erkrankung in unserer Familie. 2003 wurde bei meinem Vater Roy das chronische Erschöpfungssyndrom (CES) diagnostiziert. Man spricht bei CES von einem Syndrom, weil Ursache und Heilung unbekannt sind. Damals hatten wir keine Ahnung, wie stark sich das auf unser aller Leben auswirken würde. Wir dachten, wir könnten die Behandlung den Ärzten überlassen und unser eigenes Leben unbeschwert weiterführen. Das war ein großer Irrtum.

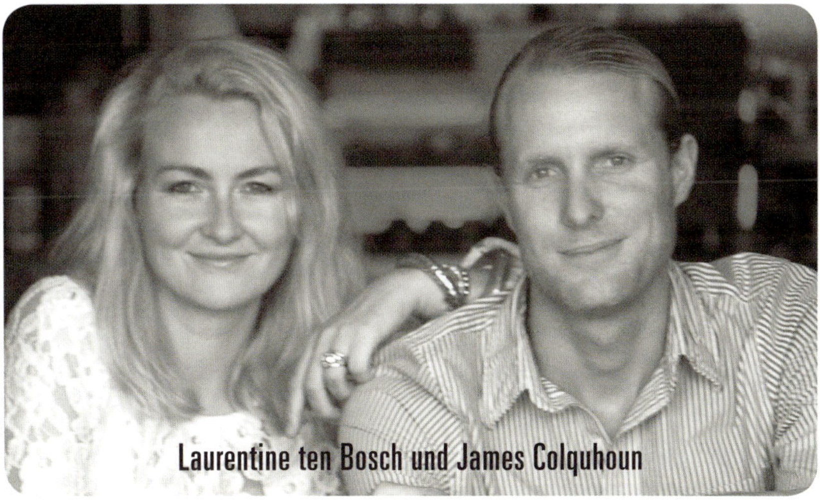

Laurentine ten Bosch und James Colquhoun

In den nächsten fünf Jahren verbrachte mein Vater seine Tage im Bett und die Nächte waren oft von schweißtreibenden Panikanfällen gekennzeichnet, die man als Nebenwirkungen seiner Medikamente zu erwarten hatte. Der Teufelskreis schloss sich, als Roy zwei oder drei Medikamente gegen seine Krankheit einnahm und weitere zwei oder drei Medikamente, um die Nebenwirkungen einzudämmen. Er nahm mehr als 55 Pfund zu und wurde immer lethargischer.

Für uns als seine Familie war es ein schmerzliches Erlebnis, seine Gesundheit dahinschwinden zu sehen. Er war nicht mehr der energische, leidenschaftliche, aktive Mann, als den wir ihn vorher gekannt hatten. Vor seiner CES-Diagnose war Roy ein freiberuflicher Buchhalter, Steuerberater und Unternehmer gewesen. Er trug große Verantwortung als Berater von Wirtschaftsunternehmen und wohlhabenden Privatpersonen. Seine tägliche Routine bestand aus intensiver Arbeit, häufigen Überstunden, Essen im Gehen, viel Zucker und Kaffee und, nach typisch australischem Brauch, jeder Menge Bier mit seinen Freunden nach einem harten Arbeitstag im Büro.

Um einen Ausgleich für dieses stressvolle, schnelle Leben zu schaffen, wählte Roy wie auch viele andere Menschen häufig fettfreie Produkte und Diätgetränke – alles, was irgendwie gesund zu sein schien. Ihm war klar, dass seine Gesundheit unter seiner Arbeit litt, und er suchte nach Möglichkeiten, dies auszugleichen. Wenn etwas als ein „gesundes" Produkt vermarktet oder von einem Arzt empfohlen wurde, kam es auf unseren Tisch.

Als die körperlichen und geistigen Anforderungen seiner Arbeit ihn schließlich übermannten, suchte Roy den Rat von Ärzten, so wie es uns allen beigebracht worden war. Roy nahm an Gewicht zu und hatte Schwierigkeiten, morgens aufzustehen und abends einzuschlafen. Er fühlte sich den ganzen Tag über müde und konsultierte viele Ärzte, darunter auch den langjährigen Hausarzt unserer Familie. Sie verschrieben ihm immer sofort irgendwelche Medikamente. Keiner machte den

Vorschlag, er solle seine Ernährung oder Ernährungsweise ändern, und keiner empfahl ihm Möglichkeiten zur Stressbewältigung. Ihr Rat war: Nehmen Sie diese Pillen und wir werden sehen, was sich tut.

Es war nicht verwunderlich, dass Roys Gesundheitszustand sich weiter verschlechterte. Er konsultierte weiterhin seine Ärzte und sie verschrieben ihm immer mehr Medikamente. Sie waren fest entschlossen, all die verschiedenen „Cocktails" auszuprobieren, um herauszufinden, welche magische Kombination ihm helfen würde. Er gab die Hoffnung nicht auf, dass die Ärzte eine chemische Lösung finden würden. Er sah keinen Grund, etwas anderes zu glauben.

Schließlich musste Roy jedoch sein Unternehmen verkaufen. Es war ein trauriger Tag – für ihn und für uns alle. Dieses Unternehmen hatte seinem Leben Sinn und Zweck gegeben und als er es aufgab, war es, als würde er einen Teil seiner selbst aufgeben, einen Teil seiner Identität. Gleichzeitig verschlechterte sich sein Gesundheitszustand noch mehr und die emotionalen Auswirkungen des Verlustes seines Geschäfts führten zu chronischer Depression und starker Anspannung. Je mehr Medikamente er einnahm, umso schlechter ging es ihm.

Laurentine und mir war klar, dass wir etwas tun mussten. Wir hatten uns schon immer für Ernährung und Gesundheit interessiert und teilten unser damals noch recht begrenztes Wissen mit Roy. Doch alle unsere Versuche, ihm zu helfen, trafen auf sturen Widerstand. „Die Ärzte haben eine solide Ausbildung absolviert, um mir helfen zu können. Wieso denkt ihr, dass ihr es besser könnt?"

Doch als sein Gesundheits- und Geisteszustand immer mehr außer Kontrolle geriet, suchten Laurentine und ich verstärkt nach Antworten. Anfang 2003 nahmen wir an einem Seminar mit Anthony Robbins teil. Tony ist ein international anerkannter Hochleistungs- und Motivationsexperte. An jenem Tag gingen uns die Augen auf. Tony sprach über die Bedeutung der Ernährung, darüber, grünes Gemüse zu essen, alkalisch zu werden, zu entgiften, und über die Gefahren moderner verarbeiteter

Nahrungsmittel, von Obst und Gemüse, das mit Schädlingsbekämpfungsmitteln vollgesaugt ist, und von Fleisch- und Milchprodukten aus industrieller Massentierhaltung. Wir wussten schon damals einiges über Gesundheit und Ernährung, aber Tonys Rede weckte in uns das Verlangen, möglichst viel über Gesundheit und Wellness in Erfahrung zu bringen. Wir holten uns alle Bücher, die wir nur finden konnten, und begannen unsere Studien.

Bald erfuhren wir, dass gesunde Lebensmittel Heilkräfte besitzen. Wir entdeckten auch, dass das Gesundheitswesen, die Nahrungsmittelindustrie und die industrielle Landwirtschaft sich nicht sonderlich über unsere Gesundheit Gedanken machten. Sie sind in erster Linie daran interessiert, Gewinne zu erwirtschaften. Wir fanden zum Beispiel heraus, dass die Verarbeitung vieler unserer Grundnahrungsmittel keine gesundheits- oder nährstoffbezogenen Vorteile bietet. Sie dient stattdessen nur dem Zweck, die Produkte länger haltbar zu machen oder sie besser vermarkten zu können.

Wir konnten gar nicht glauben, was wir entdeckt hatten. Unsere neuen Erkenntnisse überzeugten uns, dass wir unser Wissen durch einen formalen Abschluss als Ernährungsberater untermauern sollten, und wir absolvierten ein Studium am Global College of Natural Medicine. Nach Abschluss unseres Studiums waren wir uns noch sicherer, dass wir meinem Vater helfen konnten.

Wir sandten ihm zunächst einige der Bücher zu, die wir gelesen hatten. Leider schien das nicht viel zu bewirken. Ihn zu motivieren, dreihundert Seiten über natürliche Heilmethoden zu lesen, war genauso aussichtslos, wie Wasser bergaufwärts fließen zu lassen. Wir brauchten etwas Besseres.

FOOD MATTERS: Man ist, was man isst

Da kam Laurentine und mir der Einfall zu FOOD MATTERS. Wenn wir meinen Vater nicht dazu bringen konnten, etwas über Ernährung und natürliche Gesundheitspflege zu lesen, konnten wir ihn vielleicht überzeugen, sich wenigstens einen Film zu diesem Thema anzusehen.

Wir hatten bereits viele Filme zu diesem Thema angeschaut. Wenngleich viele gut und manche sogar ganz hervorragend waren, schien uns keiner davon geeignet, um meinen Vater zu überzeugen. Seien wir doch ehrlich: Die alternative Heilkunde hat schon einen etwas merkwürdigen Ruf. Die meisten Menschen stellen sich unter einem Naturheilpraktiker einen Menschen in unkonventionellen Klamotten vor, der in seiner Privatwohnung mit Kristallen spielt. Sie stellen sich bestimmt nicht einen Arzt vor, der ihnen zu besserer Gesundheit verhelfen kann. Und bei Roy war das nicht anders. Wir wussten, man müsste ihm die Naturheilkunde in einem neuen Licht zeigen. Also beschlossen wir, einen Film zu drehen, der das Image der wunderbaren Männer und Frauen wiederherstellen würde, die mit ihrer lebensverändernden Arbeit dem berühmten Ausspruch von Hippokrates alle Ehre machen: „Lass die Nahrung deine Medizin sein und Medizin deine Nahrung."

Wir investierten unsere gesamten Ersparnisse in die Produktion von FOOD MATTERS. Wir kauften uns eine Filmausrüstung und reisten um die Welt – von Holland, Laurentines Heimatland, über England an die Ost- und an die Westküste der Vereinigten Staaten und dann nach Australien – um Interviews mit all den Ärzten, Ernährungsexperten, Wissenschaftlern und Wellnessfachleuten zu führen, mit deren Arbeiten wir uns aufgrund von Roys Krankheit befasst hatten.

Nach unserem zweiten Filmmonat brachten wir das Rohmaterial zu meinem Vater und sagten ihm, wir würden ihn nicht verlassen, ehe er wieder gesund sei. Wir waren auf einer Missionsreise und nichts konnte uns stoppen – nicht einmal Roy und sein Ärzteteam. Wir sahen uns die unbearbeiteten Interviews im Familienkreis an. Es dauerte nicht lange, bis er anbiss. Später sagte er uns, was ihn besonders berührt hatte: als jemand etwas über eines seiner Medikamente sagte, und zwar konkret, dass es Selbstmordgedanken hervorriefe. Das war Roys größte Angst. Er konnte es nicht glauben, dass die pharmazeutischen und medizinischen Industrien wissentlich ein Produkt herstellen und verkaufen, das Menschen möglicherweise dazu bringen konnte, sich körperlichen Schaden zuzufügen. Das Motto der Medizin „Besser leben durch Chemie“ hatte ihm nicht geholfen; im Gegenteil, es verschlimmerte seinen Zustand immer mehr. Fast mit einem Schlag wandelte sich sein Glaube an die Ärzteschaft in den Glauben an die altertümliche Weisheit „Du bist, was du isst“.

Laurentine und ich führten dann durch, was wir als „Kühlschrankprüfung“ bezeichnen. Wir warfen alle Nahrungsmittel heraus, die nicht echt waren. Dazu gehörten alle Diätprodukte, alle verarbeiteten Nahrungsmittel und Fette und jegliche Fleisch- und Milchprodukte, die aus Fabriken stammen. Dann führten wir Roy durch ein Entgiftungsprogramm, indem wir schrittweise mehr und mehr gesunde Lebensmittel zu seiner Ernährung hinzufügten. Gleichzeitig halfen wir ihm, sich von seinen Medikamenten zu entwöhnen, indem wir ihm – unter sorgfältiger Beobachtung – eine Reihe spezieller natürlicher Nahrungsergänzungen gaben. Roy erklärte sich entgegen der Wünsche seines gesamten Ärzteteams mit unserer Hilfe einverstanden. Die Ärzte versuchten, ihm Angst einzujagen, und drängten, er solle mehr Medikamente nehmen. Als er ihnen sagte, er wolle ganz aufhören, Medikamente einzunehmen, erzählten sie ihm Horrorgeschichten, was passieren würde, wenn er das täte, und beschrieben ihm alle möglichen Entzugssymptome.

Innerhalb weniger Monate war mein Vater wieder der Alte. Vielleicht sogar noch besser. Er kam aus dem Bett und bewegte sich frei und voller Energie durchs Haus. Er nahm Gewicht ab und war nicht mehr ängstlich und deprimiert. Er schlief die ganze Nacht durch und wachte jeden Morgen erfrischt auf, bereit, den Tag anzupacken. Er begann sogar wieder zu joggen, was er schon seit Jahren nicht mehr getan hatte. Er war ein neuer Mensch. Ein einfacher Umstieg auf natürliche Lebensmittel befreite ihn vom chronischen Erschöpfungssyndrom, das ihn fünf Jahre lang gefangen gehalten hatte. Es war wunderbar mitanzusehen.

Laurentine und ich wussten, dass wir unseren Dokumentarfilm so vielen Menschen wie nur möglich zeigen und ihnen erklären mussten, was in der Nahrungsmittel-, Landwirtschafts- und Pharmaindustrie falsch gelaufen war, und wir mussten unserem Publikum natürliche Lösungen für ihre alltäglichen Gesundheitsprobleme anbieten. Seit seiner Veröffentlichung im Mai haben sich Millionen von Menschen den Film FOOD MATTERS angesehen – online, in Filmtheatern, im Fernsehen, in Flugzeugen und sogar in Krankenhäusern und Gemeindezentren auf der ganzen Welt, von Connecticut bis Kambodscha, in neun verschiedenen Sprachen.

HUNGRIG NACH VERÄNDERUNG: Ihre Gesundheit liegt in Ihren Händen

Was uns an Roys Gesundung am meisten überrascht hat, waren die Reaktionen seiner Bekannten und Verwandten. Bei Familienzusammenkünften und Veranstaltungen war immer das Erste, was sie zu Roy sagten: „Mensch, du siehst toll aus! Du strahlst ja richtig. So jugendliche Haut, du bist so viel schlanker, und du siehst sogar jünger aus! Wie machst du das bloß?“ Sie hatten kaum Interesse zu hören, wie er seine

Medikamente über Bord geworfen und seine Krankheit besiegt hatte. Was ihnen wichtig war, war seine äußere Erscheinung, und sie wollten wissen, wie auch sie abnehmen, besser aussehen und mehr Energie wiedergewinnen könnten. An diesem Punkt wurde uns klar, dass wir einen neuen Filmauftrag erhalten hatten und dass dieser neue Film ein noch breiteres Publikum erreichen könnte.

Wir entdeckten, dass es sehr viele Menschen gab, die versucht hatten, mit den neuesten Modediäten oder mit Schlankheitsprodukten abzunehmen – und gescheitert waren. Allzu viele Menschen, so wurde uns klar, kämpfen gegen Übergewicht an und leiden unter Blähungen, Aufstoßen, Hautreizungen, Heißhunger, gefühlsbedingtem Essen, hohem Blutdruck und einer Sucht nach verarbeiteten und zuckerhaltigen Nahrungsmitteln. All das sind Anzeichen, dass der Körper aus dem Gleichgewicht geraten ist. Viele, die sich Diäten und Diätprodukten zuwenden, werden Sklaven eines endlosen Kreislaufs; wir nennen ihn die Diätfalle. Die gute Nachricht ist aber, dass man seine Gesundheit komplett transformieren kann, wenn man eine natürliche Kost aus frischen, köstlichen und ganz wunderbaren Lebensmitteln isst, die mit lebenserhaltenden Nährstoffen vollgepackt sind.

HUNGRIG NACH VERÄNDERUNG bemüht sich, Menschen zu helfen, der Diätfalle zu entfliehen. Die Nahrungsmittelindustrie will uns einreden, dass ihre Produkte uns gesund, glücklich, sexy und jung machen werden. Diese Versprechungen sind so leer wie das Essen und die Getränke, die uns diese Industrie zu verkaufen versucht. Die Wahrheit ist, dass wir noch nie dicker und ungesünder waren als heute. HUNGRIG NACH VERÄNDERUNG entblößt die betrügerischen und manipulativen Strategien der Diät-, Gewichtsreduzierungs- und Nahrungsmittelindustrien, die uns dazu verleiten, immer mehr in uns hineinzustopfen, auch wenn wir wissen, dass wir es nicht tun sollten.

Wir möchten Menschen zeigen, dass sie nur dann den Körper und die Gesundheit erlangen können, die sie sich wünschen, wenn sie eine natürliche Ernährung wählen. Doch allein könnten wir das nicht schaffen, Genauso wie beim Film FOOD MATTERS haben wir auch hier auf die Hilfe von weltbekannten Experten für Naturheilkunde und Medizin zurückgegriffen sowie auf die von Männern und Frauen, die nach Jahren des Krankseins und des Übergewichts entdeckt haben, wie man dauerhaft abnimmt und jede Menge Energie und sprühende Gesundheit findet. Ihre Geschichten beweisen, dass es möglich ist, sich von jahrelangen schlechten Essgewohnheiten zu lösen und eine Reise zu einer besseren Gesundheit anzutreten.

Wir laden Sie ein, sich uns anzuschließen und Ihre Gesundheit und Ihr Leben in Ihre eigenen Hände zu nehmen.

Teil I

HUNGRIG NACH VERÄNDERUNG

KAPITEL EINS

Wie ist es so weit gekommen?

Während ihrer Entwicklungsgeschichte hat die Menschheit immer den Kalorien hinterhergejagt. Vor Tausenden von Jahren, als wir noch in der freien Natur lebten, wussten wir nicht immer, wann oder wo wir unsere nächste Mahlzeit finden würden. Unsere Körper bemühten sich, Fettreserven anzulegen, um uns vor Hungersnöten zu schützen. Wenn nämlich unsere Vorfahren, die noch bis vor wenigen Jahrhunderten Jäger und Sammler waren, Fett oder Zucker fanden, bedeutete das für sie Überleben. Es bedeutete, dass sie ihre genetische Linie weiterführen konnten.

„Es ist nicht unsere Schuld", sagt Christiane Northrup, M.D., Ärztin, Bestsellerautorin und Expertin für Frauengesundheit. „Wir sind darauf programmiert, Fettpolster aufzubauen, wann immer Nahrung zur Verfügung steht. So ist das nun einmal bei Säugetieren. Wir leben seit Tausenden von Jahren auf der Erde, wo es immer wieder Nahrungsmittelknappheit gegeben hat. Jetzt ist dagegen viel Nahrung verfügbar, doch es ist die falsche Art von Nahrung. Wir sind jahrtausendelang programmiert worden, für den Winter vorzusorgen, doch der Winter kommt jetzt nicht mehr."

Der menschliche Körper sei mit sofort ausführbaren Fettproduktionsprogrammen ausgestattet, die uns gegen Hungersnöte schützen sollen, meint Jon Gabriel, Experte für Gewichtsreduzierung und Autor des internationale Bestsellers The Gabriel Method. „Der menschliche Körper", sagt er, „hat sich so entwickelt, dass er eine Hungersnot oder einen kalten Winter oder andere Arten von Stress überleben kann. Das bedeutet, dass Ihr Körper darauf ausgerichtet ist, in stressvollen Zeiten zusätzliches Gewicht zuzulegen; wenn Sie also heute Stress haben, wird Ihr Körper an den zehn zusätzlichen Pfunden festhalten, um sich zu schützen." Da unsere Körper biologisch darauf programmiert sind, Fettpolster anzulegen, will er ständig Kalorien haben, vor allem Fette und Zucker. Wenn wir etwas Fettiges oder etwas Süßes kosten, sendet uns der Körper sofort ein Signal, das sagt: „Ja, ich will mehr davon haben." Es ist völlig normal, dass man auf diese Nahrungsmittel einen Heißhunger verspürt. Wenn wir also in einen Hamburger beißen oder einen Schluck von einem Milchshake kosten und Fett und Zucker wahrnehmen, sagt uns unser Körper, das zu essen und zu trinken, denn er geht davon aus, dass er in einer Umwelt lebt, in der es Festmahle und Hungersnöte gibt. „Das heutige Problem", sagt Daniel Vitalis, ein führender Stratege für Gesundheit, Ernährung und persönliche Weiterentwicklung, „dass wir laufend nur Festmahle haben. Es gibt keine Hungersnöte mehr. Wir haben ein fast unbegrenztes Angebot an Kalorien. Und das schafft Probleme. Wir essen viel zu viel von den falschen Nahrungsmitteln."

Wenn wir uns auf der Welt umsehen, finden wir überall Menschen. Sie haben sich auf der Welt verbreitet und dabei die verschiedensten Ernährungsweisen angenommen: von der extremen Arktis, wo die Menschen fast ausschließlich tierische Fette, Fleisch und Innereien aßen, bis zu den Dschungelgebieten, wo Menschen Zugang zu weitaus mehr Früchten und Pflanzenmaterial hatten.

„Wenn wir uns diese Jäger, Sammler und Gärtner ansehen, stellen wir fest, dass ihre Ernährung einen extrem hohen Anteil an Nährstoffen und eine extrem geringe Menge an Kalorien enthält", sagt Vitalis. „Wir sehen, dass diese Menschen sich gut entwickeln und schlank und gesund sind, und sie bekommen keine degenerativen Krankheiten und werden nicht übergewichtig, egal, wie viel sie essen. Wir sehen, dass diese Menschen in Harmonie mit ihren Ökosystemen und ihren Körpern leben."

Unsere heutige Ernährung sieht dagegen ganz anders aus. Unsere sogenannten modernen Nahrungsmittel enthalten eine sehr große Menge an Kalorien und eine sehr geringe Menge an Nährstoffen. Wir essen nicht mehr die Lebensmittel, die biologisch für uns geeignet sind, nämlich die einfachen pflanzlichen Lebensmittel wie Früchte, Nüsse, Samen und Gemüse sowie tierische Lebensmittel hoher Qualität. Wir haben uns davon entfernt, uns die Lebensmittel aus unserer natürlichen Umwelt zu holen, wie es die Jäger, Sammler und Gärtner taten und an manchen Orten der Welt noch immer tun. Stattdessen essen wir industriell verarbeitete, genetisch modifizierte und künstlich hergestellte Nahrungsmittel. Gleichzeitig haben wir uns neuerdings einen größtenteils in Innenräumen im Sitzen stattfindenden Lebensstil angewöhnt. Unsere Körper sind nicht dafür konstruiert, den ganzen Tag lang unter fluoreszierendem Licht an Tischen zu sitzen und naturfernes Junkfood zu essen.

Durch das Zuviel an verarbeiteten Nahrungsmitteln und das Zuwenig von Vitaminen, Mineralien, Ballaststoffen und gesunden Fetten, die wir brauchen, vergiften wir uns quasi mit Kalorien. Wir überessen und hungern uns gleichzeitig zu Tode. Und wir essen und essen und essen immer weiter und das führt zu immer mehr Problemen. Wir bekommen Krankheiten wie etwa Diabetes oder haben andere Blutzuckerprobleme und wir sehen jede Menge übergewichtiger Menschen.

„Bei Naturvölkern geschieht so etwas nicht", sagt Vitalis. „Ihre Ernährung hat im Vergleich zu unserer modernen Ernährung in der Regel weniger Kalorien, dafür aber zehn Mal so viele fettlösliche Vitamine wie die Vitamine A, E, D und K. Zudem beinhaltet die Ernährung von

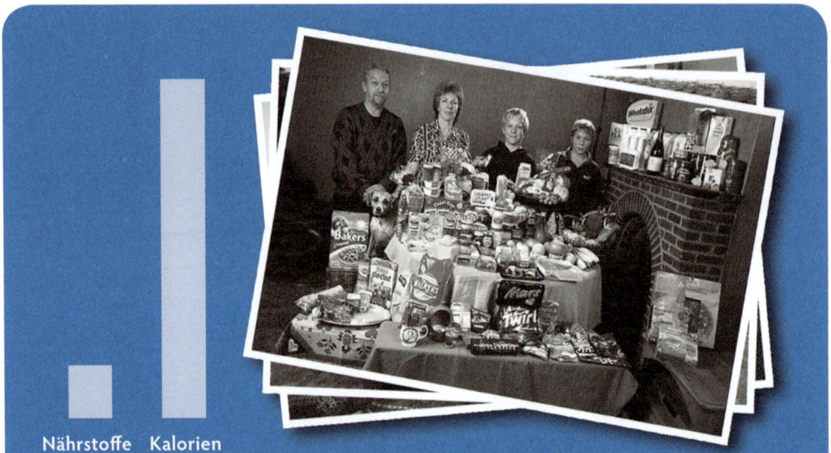

Bild mit freundlicher Genehmigung von Peter Menzel aus „Hungry Planet: What the World Eats" (Hungriger Planet: Was die Welt isst)

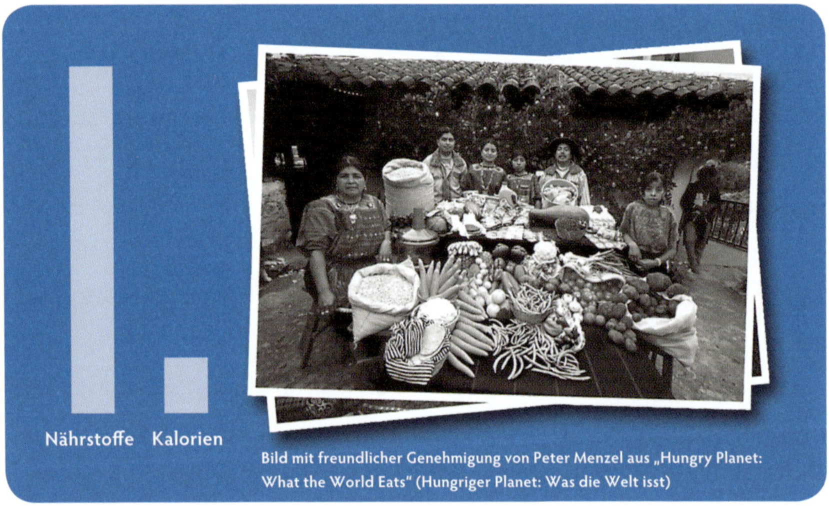

Bild mit freundlicher Genehmigung von Peter Menzel aus „Hungry Planet: What the World Eats" (Hungriger Planet: Was die Welt isst)

Naturvölkern vier Mal mehr wasserlösliche Vitamine wie B und C. In ihrer Nahrung sind mehr Nährstoffe als unseren täglich empfohlenen Verzehrmengen entspricht. Bei diesen Völkern gibt es nicht die chronischen, degenerativen Krankheiten, die man bei den sogenannten modernen Völkern vorfindet. Es gibt keinen Krebs. Es gibt keine Herzkrankheiten. Es gibt keine Arthrose. Wenn wir weiterhin nur industriell verarbeitete Nahrungsmittel zu uns nehmen, die wir in unseren modernen Supermärkten bekommen, werden wir ständig solche Probleme haben.

„Denn diese Nahrungsmittel machen uns dick.

Diese Nahrungsmittel machen uns krank.

Diese Nahrungsmittel zerstören unsere Bauchspeicheldrüse und lassen Diabetes entstehen.

Diese Nahrungsmittel bringen uns Krebs."

Wie entwöhnen wir uns also von diesen Nahrungsmitteln? Ganz einfach, indem wir Nahrungsmittel in ihrer einfachsten und ursprünglichsten Form essen. Wenn wir den Supermärkten fernbleiben und stattdessen auf Bauermärkten einkaufen gehen, wenn wir beginnen, direkt zu den Bauernhöfen zu fahren – dann brauchen wir uns keine Sorgen über diese Dinge mehr zu machen. Wir können uns von unseren Körpern führen lassen. Wir müssen nicht befürchten, dass wir zunehmen könnten, oder dauernd daran denken, wie wir abnehmen könnten, denn der Körper will nicht übergewichtig sein.

Unser Körper ist prädestiniert, gesund zu sein. Er will gesund sein. Einer der miesesten Tricks, den die Marketingindustrie gegen uns aufführt, ist die Behauptung, dass unsere Körper darauf aus sind, fett zu werden, und dass wir etwas tun müssen, um sie mit Gewalt in Form zu bringen und um sie am Zunehmen zu hindern – wir müssten sie stoppen und die ganze Zeit gegen sie ankämpfen. Das ist einfach nicht wahr.

Wenn wir unseren Körper tun lassen, was er in einer Umwelt voller gesunder Angebote tun will, können wir ohne Angst vor Gewichtszunahme und ohne Angst vor degenerativen Krankheiten leben.

Was ist eine ungesunde Ernährung?

„Du bist, was du isst." Dieser Spruch ist wohl so alt wie die Menschheit selbst. Doch bevor wir über die Folgen einer ungesunden Ernährung sprechen können, müssen wir erst einmal klären, was als ungesunde Ernährung betrachtet wird.

Das Landwirtschaftsministerium der USA (USDA) möchte, dass Amerikaner mehr von allem essen – mehr Milchprodukte, mehr Fleisch, mehr Getreideprodukte und sogar mehr Zucker. Seiner Ansicht nach bedeutet „schlechte Ernährung" einfach, dass die Leute nicht genug Milchprodukte, Fleisch, Getreideprodukte – und Zucker essen. Das USDA vertritt noch immer die Einstellung der 1930er-Jahre, als die Menschen buchstäblich an Kalorienmangel verhungerten. Also predigt das USDA nach wie vor: „Esst mehr!"

Doch Amerikaner brauchen nicht mehr zu essen. Sie müssen weniger essen. Viel weniger! Und vor allem weniger von den hochgiftigen, krankheitsfördernden Nahrungsmitteln, die nachfolgend beschrieben werden.

Nach Mike Adams, Wissenschaftler und Gründer von NaturalNews.com, sind dies die Hauptmerkmale von ungesunder Nahrung:

- Sie besteht in erster Linie aus toten Nahrungsmitteln (gekocht, in der Mikrowelle zubereitet usw.)
- Sie beinhaltet in erster Linie raffiniertes Getreide (gemahlen, gebleicht usw.)
- Sie hat keine größeren Anteile von frischem, lebendem Obst und Gemüse.
- Sie meidet die angemessene Versorgung mit Wasser (und konzentriert sich auf industriell hergestellte Getränke).

- Sie hat einen sehr hohen Gehalt an verarbeiteten Zuckern und verarbeiteten Kohlehydraten.
- Sie verwendet genetisch modifizierte Nahrungsmittel wie etwa Mais und Soja und Zucker aus genetisch modifizierten Zuckerrüben.
- Sie beinhaltet große Mengen an hormonüberladenen und pasteurisierten konventionellen Milchprodukten wie etwa Kuhmilch.
- Sie ist mit Hunderten von verschiedenen chemischen Nahrungsmittelzusatzstoffen vermengt, von MNG über Aspartam bis hin zu chemischen Konservierungsstoffen.
- Sie ist in giftigen Behältern verpackt, unter anderem in Plastik und Epoxidharzen, die die Nahrungsmittel mit Bisphenol A (BPA) verunreinigen.
- Sie besteht in erster Linie aus konventionell angebauten, mit Pestiziden behandelten Nahrungsmitteln.
- Sie enthält eine große Menge an ungesunden Ölen wie etwa Mais-, Soja- oder teilgehärteten Ölen.
- Viele ihrer Gerichte werden bei hohen Temperaturen in heißem Öl zubereitet, wobei Nährstoffe zerstört werden und gleichzeitig krebserregende Stoffe entstehen.
- Sie wird mit vielen modifizierten, unnatürlichen Bestandteilen hergestellt, wie etwa gehärteten Ölen, raffinierten Zuckern (der Raffinierprozess entzieht die Mineralien), homogenisierten Milchfetten usw.
- Sie besteht zu einem großen Teil aus tierischen Produkten aus Massentierhaltung, wo die Tiere mit industriell hergestellten Futtermitteln gefüttert wurden.

Gesundheitsprofil

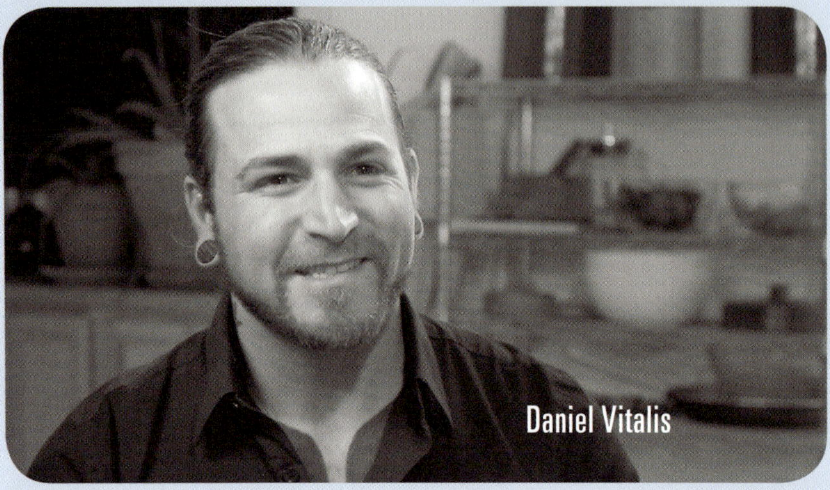

Daniel Vitalis

Ich bin in den 1980ern in den USA aufgewachsen und mein Körper war ein Produkt des industriellen Nahrungsmittelkartells. Ich war allen Arten von verarbeiteten und raffinierten Nahrungsmitteln ausgesetzt. Ich aß Weißbrot, weißes Mehl, verarbeitete Maisprodukte und Produkte auf Sojagrundlage. Ich wuchs mit pasteurisierten, industriellen Milchprodukten auf und viele davon waren in Styropor und Plastik verpackt.

Größtenteils aß ich jedoch Nahrungsmittel, die verschiedene Formen und Farben hatten –Nahrungsmittel, von denen ich jetzt weiß, dass sie eher Marketingprodukte als Nahrungsmittel sind. Am liebsten hatte ich Getreideprodukte aus Kartonpackungen. Wenn mich meine Mutter in den Supermarkt mitnahm, jenes große, farbenprächtige, glanzvolle Einkaufszentrum für verarbeitete Nahrungsmittel, lief ich in der Regel gleich in den Gang mit den Frühstückscerealien und bettelte um eine ganz bestimmte Packung, weil darauf eine Trickfilmfigur abgebildet war. Ich war ganz verrückt danach.

Wie alle anderen Menschen meiner Generation war ich als Heranwachsender Teil eines gigantischen internationalen Nahrungsmittelexperiments. Man könnte uns durchaus als die genetisch modifizierte Generation bezeichnen. Doch das Experiment tat uns gar nicht gut.

Ich hatte als Kind viele Atemwegsprobleme. Ich dachte, ich hätte Asthma. Ich hatte dauernd starke Entzündungen und keine Ahnung, dass das von den Nahrungsmitteln kam, die ich aß.

Bis ich etwa fünfzehn Jahre alt war. Ein Freund von mir gab mir ein Buch mit dem Titel The Grape Cure. Das war eine Geschichte einer Gruppe von Leuten, die in Europa Weintrauben für die Weinherstellung ernteten. Während dieser Arbeit aßen sie ein paar Wochen lang große Mengen von Trauben. Durch dieses Traubenessen, so wurde im Buch behauptet, beugten sie vielen chronischen, degenerativen Krankheiten vor – genau denen, die wir heute in unserer Kultur laufend sehen, vor allem Krebs. Damals begann ich die Idee zu begreifen, dass Nahrung für uns wie eine Medizin sein könnte und dass wir Nahrungsmittel nutzen könnten, um unsere Körper zu reinigen und zu regenerieren. Und wenn wir das regelmäßig täten, könnten wir vielleicht länger leben und bis ins hohe Alter gesund bleiben.

Das brachte mich dazu, über das Essen nachzudenken, das ich zu mir nahm. Woher kam es? Warum aß ich es? Fragen wie diese brachten mich dazu, meine Ernährung zu ändern. Und wissen Sie was? Sobald ich das getan hatte, begannen meine Gesundheitsprobleme dahinzuschwinden. Seither habe ich mich der Aufgabe verschrieben, diese Botschaft in die Welt hinauszutragen.

Im Laufe meiner Karriere widmete ich mich dem Studium von Naturvölkern auf der ganzen Welt. Bis vor etwa 200 Jahren lebten diese Eingeborenenvölker in Harmonie mit ihren Ökosystemen und ihren Körpern. Sie hatten nicht die chronischen degenerativen Krankheiten, die wir heute haben. Sie brachen nicht zusammen, wie wir es heute tun.

Wir haben uns von einem Organismus, der in einer solchen Umwelt lebte, wie die Jäger und Sammler von heute es an einigen Orten der Welt noch immer tun, zu einer voll domestizierten Art verändert, die sich mit synthetisch verarbeiteten Nahrungsmitteln am Leben erhält und regelmäßig mit verschiedenen Kunststoffen und Erdölchemikalien in Kontakt kommt, die durch die Haut absorbiert werden. Dazu gehört alles vom Zellophan bis zur Nylon-Schlafdecke.

Wir haben uns der Natur entfremdet. Wenn wir nun länger leben und gesünder sein wollen, erreichen wir das am besten dadurch, dass wir wieder „wilder" werden und zur Natur zurückkehren, wo immer es auch geht. Ersetzen Sie die Nylondecke durch eine Decke aus Baumwolle oder Daunen. Ersetzten Sie die Jacke aus Kunstleder durch eine aus Wolle. Werfen Sie das Sofa aus Plastik raus und kaufen

Sie sich eines aus Naturmaterialien. Holen Sie sich statt Weißmehl vor Ort hergestelltes Vollkornmehl. Kaufen Sie Bio-Milch von Bauern in Ihrer Umgebung und lassen Sie die Finger von pasteurisierter Milch aus Massenproduktion. Bewegen Sie sich in jeder Hinsicht in die Richtung, die Sie unserer natürlichen Ernährung wieder näherbringt.

Ich esse immer noch dieselben Arten von Nahrungsmitteln, mit denen ich aufgewachsen bin. Ich esse jetzt allerdings ihre echten Versionen, die wilden Versionen mit all ihrem vollen Geschmack und all ihren Nährstoffen, die mich schlank und rank, lebensfroh und gesund erhalten.

› **Daniel Vitalis ist Naturphilosoph und ein führender Stratege für Gesundheitsfragen, Ernährung und persönliche Weiterentwicklung. Er lehrt, dass unsere unbesiegbare Gesundheit das Produkt eines Lebens in Harmonie mit unserem biologischen Design und unserer Rolle im Ökosystem ist. Er bringt die Weisheit der Naturvölker in unser modernes Leben ein. Seine Website ist www.danielvitalis.com.**

Suchtmittel aus der Fabrik

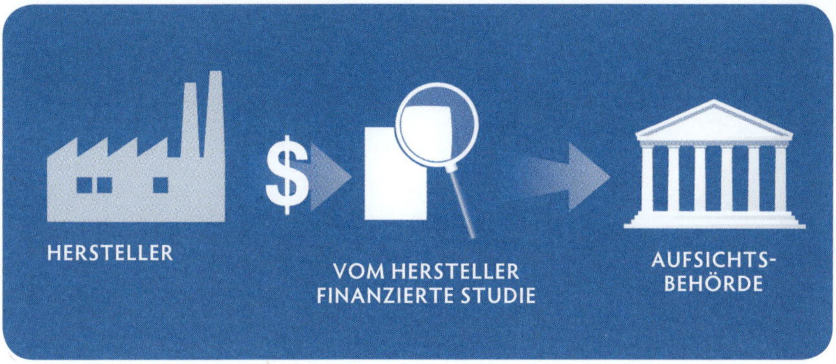

Eine der Hauptursachen für Übergewicht ist die Sucht. Manche Menschen können einfach nicht aufhören, die Nahrungsmittel zu essen, von denen sie ganz genau wissen, dass sie ihnen nicht gut tun. Wir alle verstehen, was es bedeutet, alkoholabhängig zu sein. Doch wir verstehen noch nicht ganz, was es bedeutet, nach Nahrungsmitteln süchtig zu sein, obwohl bekannt ist, dass die Nahrungsmittelindustrie bewusst süchtig machende Chemikalien zu unseren Nahrungsmitteln hinzufügt, ganz ähnlich, wie die Tabakindustrie früher bewusst Nikotin dem Zigarettentabak hinzugefügt hat, um die Sucht nach Zigaretten zu fördern.

Die Nahrungsmittelindustrie verwandelt viele unserer Nahrungsmittel in Suchtmittel. Es ist eine Multi-Milliarden-Dollar-Industrie, die über wissenschaftliche Ressourcen und all die Mittel verfügt, die nötig sind, um herauszufinden, was dem durchschnittlichen Verbraucher schmeckt, und dann eine chemische Nachbildung dieses Geschmacksstoffes herzustellen und sie unseren Nahrungsmitteln hinzuzufügen. Solche chemischen Nachbildungen beinhalten oft süchtig machende Komponenten.

„Das Ziel der Nahrungsmittelindustrie besteht nicht darin, Ihnen ein Produkt zu geben, das gesund ist“, sagt Alejandro Junger, M.D., Autor des Bestsellers Clean: The Revolutionary Program to Restore the Body’s

FASTFOOD BRINGT DICKE GEWINNE

Seit 2001 erhöhen sich die Jahreserträge der Fastfood-Industrie Amerikas jedes Jahr um etwa 20 Prozent. Gleichzeitig steigt die Zahl der Werbespots für Fastfood, die sich an Kinder richten. Laut Eric Schlosser, dem Autor des Buches Fast Food Nation, sieht das typische Kind im Vorschulalter jeden Tag durchschnittlich drei Werbesendungen für Fastfood und der typische Teenager etwa fünf. „Die endlose Zufuhr von Werbespots, Spielzeugen, Wettbewerben und anderen Marketingtricks fördert nicht nur den Verkauf von Fastfood, sondern auch eine große Bandbreite an ernährungsbedingten Krankheiten", schrieb er im The Daily Beast zum zehnten Jahrestag der Veröffentlichung seines Buches. „Etwa zwei Drittel der Erwachsenen in den USA sind fettleibig oder übergewichtig. Der Anteil von Vorschulkindern mit Adipositas hat sich in den letzten dreißig Jahren verdoppelt. Bei Kindern zwischen sechs und elf Jahren hat er sich verdreifacht. Und seltsamerweise ist es wohl reiner Zufall, dass die Kosten der landesweiten Adipositasepidemie – die sich laut den Berechnungen der Wissenschaftler der Emory-Universität auf etwa 168 Milliarden Dollar belaufen – genau der Geldsumme entsprechen, die Amerikaner im Jahr 2011 für Fastfood ausgegeben haben."

Natural Ability to Heal Itself. „Es besteht darin, Ihnen ein Produkt zu geben, das Sie dazu bringt, es wieder zu kaufen, das im Verkaufsregal lange haltbar ist und das den Leuten, die es herstellen, viel Geld einbringt." Das Ziel der Nahrungsmittelindustrie ist es, Ihnen mehr Nahrungsmittel zu verkaufen.

„Und wie lässt sich das am besten erreichen?", fragt Suchtexperte und Bestsellerautor Jason Vale. „Indem man die chemische Struktur so manipuliert, dass es praktisch nichts von Wert enthält, aber so schmeckt, als wäre es das beste und nahrhafteste Essen, das man je gegessen hat."

Ein verarbeitetes Nahrungsmittel auf der Grundlage von raffiniertem Zucker oder ein Sprudelgetränk mit Maissirup zum Beispiel führt unserem Gehirn eine biochemische Ladung zu, die uns ein kurzfristiges Hochgefühl verleiht. Wir gewöhnen uns daran und wollen es immer wieder erleben – und deshalb wollen wir immer mehr Kekse oder Fastfood oder Sprudelgetränke haben, um mehr von diesem schnellen Glück zu bekommen. Doch dieses Gefühl flaut schnell ab und wir beginnen wieder von vorn. Wonach sehnen sich der Körper und der Geist wirklich? Die Antwort der Nahrungsmittelindustrie lautet: noch eine Dose Sprudelgetränk oder noch einen Keks oder noch ein Stück zu kaufen!

Wir können im wahrsten Sinne des Wortes nicht genug davon bekommen.

„Immer mehr hochintelligente Menschen auf der ganzen Welt werden krankhaft fettleibig“, sagt Vale. „Sie wissen ganz genau, dass die Nahrungsmittel, die sie konsumieren, sie töten werden. Und zwar nicht erst ganz zum Schluss, sondern jeden Tag ein bisschen. Sie sterben einen sehr langsamen Tod. Warum machen sie so weiter? Weil sie nicht aufhören können. Sie sind süchtig.“ Vale fügt hinzu: „Es ist so, als würdest du im Treibsand stecken und jemand würde dir zurufen, da rauszugehen, doch der Sand würde dich seiner Natur gemäß immer mehr in die Tiefe ziehen. Sucht entzieht sich jeglicher Logik und Intelligenz – doch glücklicherweise gibt es einen Ausweg.“

“MNG und freie Glutamate werden verwendet, um den Geschmack in ungefähr 80 Prozent aller industriell verarbeiteten Lebensmittel zu verbessern.”

—RAYMOND FRANCIS

MNG, Aspartam und Koffein

Das Herzstück dieser Süchte sind MNG, Aspartam und Koffein.

Mononatriumglutamat, kurz als MNG bezeichnet, ist eine verarbeitete Glutaminsäure. MNG versteckt sich auf Nahrungsmitteletiketten oft auch unter den Bezeichnungen E621, Hefeextrakt, autolysierte Hefe, hydrolysiertes Gemüseprotein, Natriumcaseinat und anderen Bezeichnungen.

„MNG und freie Glutamate werden zur Geschmacksverstärkung in rund 80 Prozent aller verarbeiteten Nahrungsmittel verwendet", sagt Raymond Francis, ein am MIT ausgebildeter Wissenschaftler und registrierter Ernährungsberater.

Man findet es im Großteil aller verarbeiteten Nahrungsmittel, in Diätprodukten, in Kosmetika, Körperpflegeprodukten, Pharmazeutika und in Haustierfutter.

„MNG wurde während des Krieges [des II. Weltkrieges] zum ersten Mal verwendet. Es wurde den Seerationen japanischer Soldaten hinzugefügt, um den Geschmack zu verbessern und den Appetit anzuregen", so Russell Blaylock, M.D., ein zugelassener Neurochirurg und bekannter Buchautor. „Die Japaner hatten schon lange zuvor entdeckt, dass Nahrungsmittel durch Hinzufügen von ein wenig Mononatriumglutamat einen sehr guten Geschmack bekommen. Wenn man also sehr schlecht schmeckendes Essen in Behälter füllen möchte, in denen es diesen ganz typischen Konservengeschmack annimmt, und MNG hinzufügt, schmeckt es plötzlich ganz prima. Als die Nahrungsmittelhersteller davon Wind bekamen, begannen sie, MNG jeglichem Essen hinzuzufügen, einschließlich Babynahrung."

MNG macht uns nicht nur Appetit auf mehr; es regt auch bestimmte Teile unseres Gehirns an, die für unseren Fetthaushalt verantwortlich sind. Sobald diese Gehirnbereiche angesprochen werden, aktiviert unser

ASPARTAM

James Schlatter, ein Chemiker von G.D. Searle and Company, entdeckte Aspartam im Jahr 1965, als er nach einem Arzneimittel gegen Geschwüre forschte. Es wurde 1981 zur Nutzung in Trockengütern und zwei Jahre später, 1983, zur Nutzung in kohlensäurehaltigen Getränken zugelassen. Aspartam wurde unter den Markennamen NutraSweet, Equal und Canderel vermarktet und wird heute oft als E951 angeführt.

Aspartam findet man gewöhnlich in den folgenden Nahrungsmitteln und Getränken:

- Pfefferminzbonbons
- Softdrinks mit Kohlensäure
- Getreideprodukte
- Kaugummi
- Fettfreie Joghurts
- Kaffeesirup mit versch. Geschmacksnoten
- Wasser mit verschiedenen Geschmacksnoten
- Hartbonbons
- Gemüsegetränke
- Eistee
- Fruchtsaftgetränke
- Ahornsirup
- Nährstoffriegel
- Kaltgetränke
- Zuckerfreie Kekse
- Zuckerfreie Gelatine
- Zuckerfreies Speiseeis
- Süßstoffe in Spendern für die Kaffeetafel

Körper Programme zur Fettspeicherung. „Jeder Wissenschaftler weiß das", sagt Jon Gabriel. „Wenn man eine Studie zur Adipositas durchführen will und dazu fettleibige Mäuse braucht, muss man die Mäuse erst fettleibig machen, denn Mäuse werden von Natur aus nicht übergewichtig. Man macht die Maus also übergewichtig, indem man sie mit MNG füttert. Es gibt sogar einen Fachbegriff dafür. Man bezeichnet sie als Mäuse mit MNG-induzierter Adipositas. Und dieser Stoff befindet sich in 80 Prozent der modernen Nahrungsmittel."

Googeln Sie das ruhig.

Genauso wie MNG in unserem Gehirn Amok läuft, tun es auch Aspartam und andere künstliche Süßstoffe. Diese Süßstoffe beinhalten gefährliche giftige Substanzen, die in unseren Körpern für Aufruhr sorgen. Aspartam findet man gewöhnlich in sogenannten Diät-Produkten und in zuckerfreien Varianten von Nahrungsmitteln und Getränken – das kann alles Mögliche sein, angefangen bei Sprudelgetränken und Pfefferminzbonbons über Kekse und Getreideflocken bis hin zu Eistee und Fruchtsaftgetränken.

Dr. Joseph Mercola, Facharzt für Osteopathie, hat ein Buch über künstliche Süßstoffe geschrieben, das den Titel Sweet Deception (Süßer Betrug) trägt. Er sagt, diese Süßstoffe seien für uns viel schlimmer als Zucker. „Aspartam wird gern als natürlich vermarktet, aber es ist in Wirklichkeit ein Dipeptid, das heißt, dass zwei Aminosäuren miteinander verbunden sind, Asparaginsäure und Phenylamin. Diese zwei Aminosäuren sind zwar natürlich, doch sie waren nie dazu bestimmt, auf diese Weise miteinander verbunden und dann in so großen Mengen verzehrt zu werden. Sie sind mit einer sogenannten Ester-Verbindung miteinander verknüpft. Wenn diese auseinanderbricht, wird Methanol über die Blut-Gehirn-Barriere transportiert, tritt ins Gehirn ein und

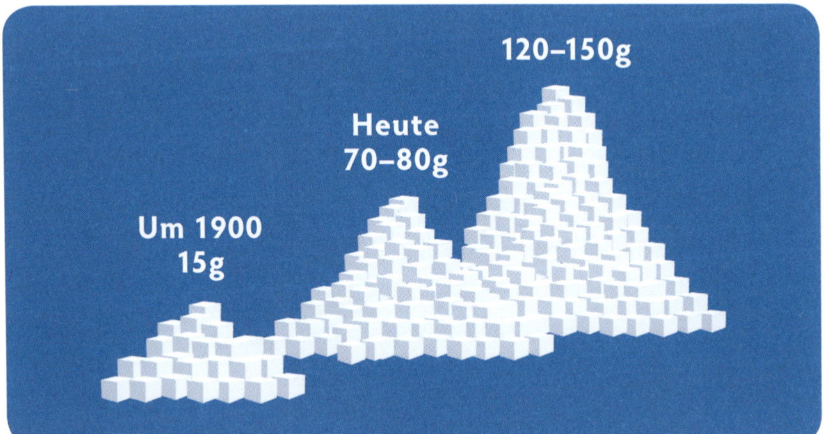

wandelt sich in Formaldehyd um. Das ist eine äußerst giftige Substanz, die Tumore, Krampfanfälle, Migräne und Kopfschmerzen verursachen kann."

Weitere Beschwerden sind unter anderem neurologische und kognitive Probleme, die oft den Symptomen der multiplen Sklerose ähneln.

„Nichts anderes hat eine solche Wirkung in Ihrem Gehirn wie Diät-Sprudelgetränke", sagt Dr. Northrup. „Und das liegt an der tödlichen Kombination von Aspartam und Koffein. Wenn diese beiden zusammenkommen, erzeugen sie eine einzigartige Mischung – ein Excitotoxin, das Gehirnzellen abtötet. Doch bevor sie sterben, durchlaufen sie diese Erregung, die ein Hochgefühl verleiht. Daher sieht man oft diese Menschen, die nach Diätgetränken einer bestimmten Marke süchtig sind, vor allem Frauen, die ihr Gewicht halten wollen – und die manchmal ein oder zwei Liter davon pro Tag trinken. Sie essen nichts. Sie holen sich nur das Hochgefühl, das ihnen dieses Getränk gibt. Im Laufe der Zeit kann das zu Symptomen führen, die der multiplen Sklerose ähneln. Sie haben Kopfschmerzen. Sie haben neurologische Probleme. Sie haben alle möglichen Probleme."

Zucker ist eine Droge

Die führende Kalorienquelle in den USA ist Fruktose und sie macht in hohem Grade süchtig.

„Wenn es um Maissirup geht", sagt Mike Adams, ein Kämpfer für Verbrauchergesundheit und Redakteur von NaturalNews.com, „erkennen viele Menschen nicht, wie gefährlich dieser ist. Maissirup kommt scheinbar vom Mais [engl. Corn], doch er ist nicht natürlich, denn es ist ein isolierter Nährstoff. Genauso wie zum Beispiel Kokain von den Cocablättern kommt und ein Tee aus Koka-Blättern für Ihre Gesundheit völlig ungefährlich ist. Man kann beruhigt Tee aus Koka-Blättern trinken – er macht nicht süchtig, doch man sollte nicht Kokain schnupfen, das aus einem hoch raffinierten Koka-Tee hergestellt wird.

Nun, ich finde, dass der Verzehr von Maissirup dem Schnupfen von Kokain sehr ähnlich ist. Es ist eine hoch raffinierte, isolierte und konzentrierte, chemisch manipulierte Version von etwas, das man im Mais vorfindet und das man aus Mais bezieht."

Das erklärt ganz gut, warum wir so verrückt nach Fruktose sind und warum unsere Sucht danach immer schlimmer wird. Um 1900 konsumierte ein Mensch durchschnittlich etwa 15 Gramm Fruktose pro Tag. Heute nimmt der Durchschnittsverbraucher 70 bis 80 Gramm pro Tag zu sich und es gibt viele Kinder, vor allem Teenager, die 120, 130 oder 150 Gramm Fruktose pro Tag verzehren. Das ist buchstäblich zehn Mal so viel, wie die Menschen vor hundert Jahren zu sich genommen haben.

Ein so hoher Verbrauch kann starke metabolische Folgen haben und Suchtverhalten verstärken, wodurch es fast unmöglich wird, den Kreislauf des Heißhungers auf ungesunde Nahrungsmittel und Getränke zu durchbrechen.

Wenn man sich den glykämischen Index ansieht (ein Maß dafür, wie schnell Nahrungsmittel sich in Blutzucker umwandeln), erkennt man, dass Maissirup wie Flugzeugtreibstoff für den Körper ist. Wenn Sie Flugzeugtreibstoff in den Tank Ihres Autos füllen, ruinieren Sie Ihren Motor – er wird ausbrennen. So ziemlich dasselbe geschieht mit dem menschlichen Körper.

Ein wenig Zucker hier und da ist sicher nicht so schlimm, doch es ist wichtig zu klären, was mäßiger Verbrauch bedeutet, denn es scheint, uns ist das Grundkonzept der Mäßigung verloren gegangen. Amerikaner konsumieren heute etwa 75 Kilo Zucker und rund 40 Kilo Maissirup pro Jahr. Das entspricht etwa 22 Teelöffeln Zucker pro Tag.

Zucker ist in allem enthalten – vom Hustensaft über Cracker und Frühstücksflocken bis hin zu Sushi. Es ist fast unmöglich, Zucker zu vermeiden. Doch nun kommt das Schlimmste: Wenn Sie sich bewusst ernähren und Ihren Zuckerkonsum reduzieren wollen, müssen Sie Ihre Definition dessen, was Zucker ist, deutlich erweitern.

Es gibt viele Arten von Zucker: den weißen Kristallzucker, Ahornsirup, gemalzte Gerste, Fruchtzucker und Maissirup, doch auch verarbeitete Kohlenhydrate sind eine Form von Zucker. Sobald Ihr Körper diese Kohlenhydrate aufspaltet, wandeln sie sich in Zucker um und erhöhen den Zuckerspiegel in Ihrem Blut. „Die meisten Nahrungsmittel enthalten Zucker oder bestehen in Wirklichkeit aus Zucker", sagt Jason Vale. „Denken Sie zum Beispiel an ein Croissant. Da sagt Ihnen jemand, er wäre auf eine zuckerfreie Ernährung umgestiegen, und dann sehen Sie ihn ein Croissant essen. Und ich sage Ihnen, das ist Zucker. Was denken Sie denn, was passiert, wenn das Croissant in den Blutstrom eintritt. Das ist Zucker."

Es sind also nicht nur die weißen Kristalle. Es ist auch das Brot, die Nudeln, das Getreide, der Reis, die Kartoffeln, der Mais, die Waffeln, die Eierkuchen und praktisch so ziemlich jedes Nahrungsmittel, dass die Amerikaner zum Frühstück essen.

Wenn wir deprimiert oder gestresst sind, spüren wir ein Verlangen nach Nahrungsmitteln, die uns ein Wohlgefühl geben, Komfortspeisen wie Makkaroni mit Käse, die unseren Zuckerspiegel erhöhen. Wir werden süchtig nach einem hohen Zuckerspiegel, genauso wie man nach Drogen süchtig wird, und wir brauchen immer mehr und mehr Zucker, um die gleiche Wirkung zu erzielen.

„Es ist nicht das Fett, das uns fett macht", sagt Dr. Northrup, „es ist der Zucker." Je mehr Zucker wir konsumieren, umso mehr chronische Krankheiten bekommen wir. Hinzu kommen diese unglaublichen Stimmungsschwankungen, weil Zucker im Gehirn die Erzeugung von Beta-Endorphinen erhöht, einer natürlichen opiat- oder morphinähnlichen Substanz, die ein Wohlgefühl vermittelt.

Wir assoziieren Sucht normalerweise mit Kokain, Heroin und anderen bekannten Rauschgiften, doch in Wirklichkeit sterben mehr

Menschen vorzeitig infolge von Zucker, Alkohol und Rauchen als an Kokain oder Heroin.

„Wenn man die Gänge eines durchschnittlichen Lebensmittelladens entlanggeht und sich die Mengen von Zucker in Frühstückszerealien für Kinder ansieht", sagt Dr. Northrup, „könnte man genauso den Ärmel seines Kindes hochrollen und ihm Heroin verabreichen. Es ist nämlich dasselbe. Es macht gleichermaßen süchtig."

Wir kennen die Probleme, die durch Kokain und Heroin und Alkohol verursacht werden. Wir bezeichnen sie normalerweise als Rauschgifte oder Suchtmittel. Es ist an der Zeit, dass wir anerkennen, dass auch Zucker ein Rauschgift ist. Um unsere Sucht nach Zucker zu besiegen, müssen wir beginnen, diese massiven Dosen von Zucker genauso zu betrachten wie Rauschgifte und Alkohol.

Wie gesund sind die einzelnen Süßstoffe

WENIGER GESUND

- Künstliche Süßstoffe, einschließlich Aspartam
- Maissirup
- Weißer raffinierter Zucker
- Agavennektar
- Roher Rübenzucker
- Kokospalmzucker
- Roher unverarbeiteter Honig oder Ahornsirup
- Datteln, Rosinen und frische Früchte in Obstsäften
- Stevia (natürlicher Süßstoff aus Kräutern)

GESÜNDER

Gesundheitsprofil

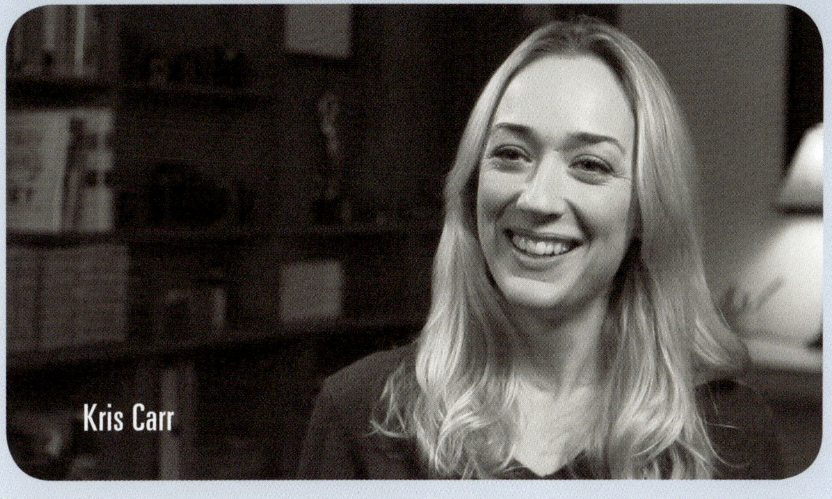

Kris Carr

Am Valentinstag 2003 wurde bei mir eine seltene und unheilbare Krebsart im vierten Stadium diagnostiziert. Mit einem Schlag wurde aus der heißen Biene eine sehr kranke Biene. Ich hatte ein extrem seltenes Sarkom namens epithelähnliches Hämangioendotheliom (EHE), das bei weniger als 0,01 Prozent der Krebskranken vorliegt. Über meine schwer aussprechbare Krankheit ist nur wenig bekannt und es gehen keine Geldmittel der großen Krebsunternehmen in ihre Erforschung. Schnell fand ich heraus, dass mein Krebs inoperabel war – keine Operation, keine Bestrahlungs- oder Chemotherapie und dann kam der größte Tiefschlag: keine Heilung!

Glücklicherweise entwickelte sich mein Krebs nur langsam weiter und war im Grunde chronisch, was mir das gab, was sich alle Krebspatienten wünschen: Zeit. Doch statt nur dazusitzen und abzuwarten, beschloss ich, aktiv zu sein, den Krebs zu beobachten und alles zu tun, was in meiner Macht stand, um sicherzustellen, dass ich ihm immer einen Schritt voraus war.

Der erste Schritt bestand darin, meinen Körper besser zu pflegen. Ich war einunddreißig Jahre alt und wusste nicht, wie ich mich richtig ernähren sollte. Ich musste ganz von vorne anfangen und alles lernen, was ich schon als Kind, als Teenager und als junger Erwachsener hätte lernen sollen.

In dem Moment, als ich die schlechte Nachricht erfuhr, erwachte in mir ein starkes Verlangen danach, mich nicht mehr zurückzuhalten und mein Leben voll auszuleben! Ich fragte mich: Wenn ich nicht geheilt werden kann, könnte ich dann trotzdem gesund sein? Und wenn das der Fall wäre, vielleicht wäre es dann eventuell möglich, meinem Körper und meinem Geist dabei zu helfen, die Krankheit in Schach zu halten.

Ich gestaltete meinen gesamten Lebensstil um, von innen und von außen. Ich lernte, auf meine brillante innere Stimme zu hören, die mich zur Natur zurückführte - an die ich jetzt voll und ganz glaube. Sie führte mich in den Garten und zu den Menschen und den Tieren, die mein Herz erfreuen. Ich lernte, dass eine nährstoffreiche Ernährung auf pflanzlicher Basis das Wichtigste ist, dass die gewöhnliche amerikanische Ernährung die Menschen tötet, das Stress einem die Lebenskraft entzieht, dass Bewegung ein Muss ist, das Freude total ansteckend ist und dass man es ernst nehmen muss, Spaß zu haben

› Kris Carr ist die Autorin der New-York-Times-Bestseller Crazy Sexy Diet, Sexy Cancer Tips, Crazy Sexy Cancer Survivor und Crazy Sexy Kitchen. Sie ist Motivationsrednerin und Wellnesscoach, führt Workshops in Wellnesszentren in den ganzen USA durch und hält Vorträge an medizinischen Schulen, in Krankenhäusern und an Universitäten. Kris war in den Fernsehsendungen The Today Show, Good Morning America, The CBS Evening News, The Gayle King Show und The Oprah Winfrey Show zu sehen. Sie ist die Gründerin des preisgekrönten Online-Magazins Crazy Sexy Life unter crazysexylife.com.

KAPITEL ZWEI

Die Diätenfalle

Laut der Ausgabe vom 20. Januar 2010 des Journal of the American Medical Association (US-Ärzteblatt) sind 68 Prozent der Erwachsenen in den Vereinigten Staaten übergewichtig oder fettleibig. Das ist eine enorme Zahl. Das ist eine Zahl, die uns so vor den Kopf schlägt, dass wir alles tun wollen, was nötig ist, um sie zu verringern.

„Amerika liebt seine Feinde", sagt Alejandro Junger, M.D., Autor des New-York-Times-Bestsellers Clean. „Amerika wählt einen Feind aus und setzt alle seine Kräfte gegen ihn ein. Als wir zu irgendeinem Zeitpunkt bemerkten, dass wir an Körpergewicht zunahmen, erklärten wir

> „Ein Drittel aller Frauen und ein Viertel aller Männer in den USA sind auf Diät."
>
> —Universität Colorado

Fett zu unserem Feind und griffen es an. Alles wurde fettfrei. Wir ersetzten Fett durch Kohlenhydrate. Das führte dazu, dass wir zum fettesten Land der Welt wurden."

Hier ist die Wahrheit über „fettfrei": Das ist eine Farce. Fettfrei bedeutet bei Nahrungsmitteln in der Regel, dass sie mit Zucker überladen sind. „Ich kann ein Kilo Zucker nehmen und ein Etikett auf die Packung kleben, das besagt, es ist 100 Prozent fettfrei", sagt Jason Vale, Autor des Bestsellers 7 Lbs in 7 Days (Sieben Pfund in sieben Tagen) und Gründer von Juice Master. „Wenngleich das wirklich wahr ist, ist es auch unglaublich irreführend. Sobald jemand diesen Zucker verzehrt, schüttet die Pankreasdrüse sofort Insulin – ein Fett produzierendes Hormon – aus, um dem Anstieg des Blutzuckerspiegels im Körper entgegenzuwirken.

„All diese überschüssige Energie muss vom Körper irgendwo gespeichert werden. Kurz gesagt, sie gelangt in die Leber. Von dort aus produziert der Körper Fettzellen, da er davon ausgeht, dass er sie später verbrennen wird. Das Problem bei einer solchen fettfreien Diät ist, dass das Später niemals kommt."

Wenn man eine fettfreie oder fettarme Diät macht, ist man ständig hungrig. Warum? Weil unser Körper die richtigen Fette und Proteine braucht, um richtig zu funktionieren. Wenn man diese ausgrenzt, wird der Körper vehement nach ihnen verlangen.

Es ist Lug und Trug, wenn Ihnen jemand einreden will, eine fettfreie oder zuckerfreie Diät sei gesund. Sie ist es nicht. Viele dieser Diätprodukte enthalten sehr fragwürdige, möglicherweise giftige Bestandteile, die ausgesprochen schlecht für Sie sind.

Das Geschäft der Vermarktung von Nahrungsmitteln und Getränken besteht darin, Menschen dazu zu bringen, Kaufentscheidungen zu treffen, die nicht in ihrem besten langfristigen Interesse sind. Viele der vermarkteten Produkte führen zu Herzkrankheiten, Diabetes und Krebs, doch trotzdem bemühen sich die Marketingfachleute, Ihnen einzureden, es sei aus irgendeinem Grund gut für Sie, diese Produkte zu kaufen.

In Wirklichkeit sind Fette wirklich gut für Sie. Es ist aber wichtig, die richtigen Fette zu essen. Billige Fette geringer Qualität wie Sojabohnenöl, Rapsöl und Maiskeimöl sind schlechte Fette und in großen Mengen extrem ungesund. Teilgehärtete Fette sind noch schlimmer. Diese werden in vielen kommerziell hergestellten Backwaren, Crackern, Keksen und in Margarine verwendet. Das sind einige der schlechtesten Nahrungsmittel, die man nur essen kann. Gesunde Fette findet man in der Regel in natürlichen Nahrungsmitteln pflanzlichen oder tierischen Ursprungs, wie etwa in Avocados, Chia-Samen und Flachssamen oder in wild gefangenem Fisch wie etwa Lachs oder Forelle.

Nahrungsmittelwerbung und -beschriftung

Glücklicherweise erkennen immer mehr Menschen den wahren Hintergrund der Bemühungen der Nahrungsmittelindustrie in Bezug auf die Fettfrei-Farce. Man braucht sich nur genauer anzusehen, wie Sprudelgetränke vermarktet werden. Da wird eine Getränkedose

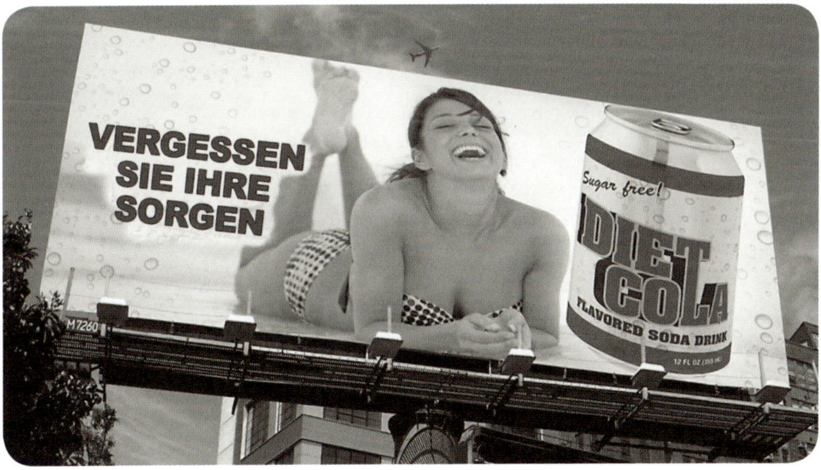

abgebildet, aber es steht nicht drauf, was in der Dose ist. Die Vermarkter sagen Ihnen nur: Wenn Sie das trinken, werden Sie cool, sexy oder glücklich sein, und Sie werden von schönen, fröhlichen Menschen umgeben sein.

Doch wenn Sie so ein Getränk aus der Dose trinken, ist es viel wahrscheinlicher, dass Sie aufgrund der Phosphorsäure, die darin enthalten ist, Mineralien aus Ihrer Knochenmasse verlieren werden. Wenn das Wort „Diät" draufsteht, enthält das Getränk chemische Süßstoffe, die zu neurologischen Problemen führen können, und wenn nicht das Wort „Diät" draufsteht, enthält es wahrscheinlich Maissirup (zumindest in Nordamerika), der Typ-2-Diabetes und Fettleibigkeit fördert. Zudem zeigen Studien, dass das Trinken von Diät-Sprudelgetränken das Verlangen nach Kohlehydraten erhöht, was oft zu noch größerer Gewichtszunahme führt.

Die Nahrungsmittelindustrie verspricht Ihnen etwas und gibt Ihnen das Gegenteil davon. Dieser Betrug beschränkt sich nicht nur auf ihre Marketing- und Werbekampagnen, meint Mike Adams, Redakteur von NaturalNews.com. Die Beschriftungen der Nahrungsmittel sind ebenfalls betrügerisch. „Die Art und Weise, wie große Nahrungsmittelunternehmen ihre Nahrungsprodukte benennen", sagt er, „ist ziemlich locker und kreativ. Es scheint geradezu, dass sie sich bei der Namensgebung

> „Forschungsstudien legen nahe, dass **künstliche Nährstoffe** zur **Gewichtszunahme** beitragen"
>
> —Yale Journal of Biology

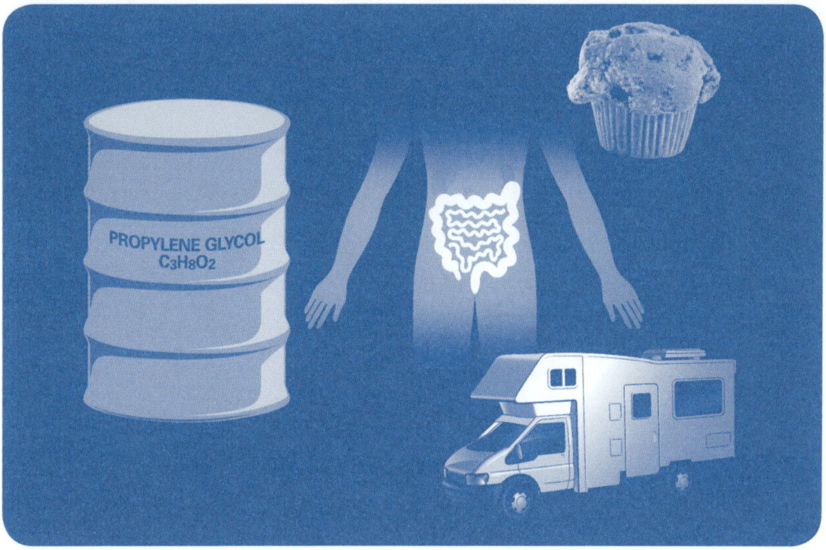

danach richten, was sich der Verbraucher nach dem Wunsch des Herstellers vorstellen soll, was er da gerade isst, statt den Namen dessen auf die Packung zu schreiben, was tatsächlich drin ist, denn da sind garantiert etliche Sachen drin, von denen die Hersteller nicht wollen, dass Sie sie auf der Packung lesen. Das sind so Sachen wie Propylenglykol, eine Chemikalie, die oft in Blaubeermuffins und Frühstückszerealien mit Blaubeergeschmack verwendet wird. Man verwendet sie zur Herstellung der Blaubeerstückchen, die keine wirklichen Blaubeeren sind. Sie bestehen aus Propylenglykol, teilgehärteten Ölen, verflüssigtem Zucker und künstlichen Farbstoffen.

Man kann Propylenglykol auch verwenden, um sein Auto wintertauglich zu machen, denn es verhindert, dass die Rohre im Winter zufrieren. Es wird auch dazu verwendet, um vor einer Darmspiegelung den Darm zu leeren."

Wenn Sie Packungsbeschriftungen lesen, seien Sie besonders aufmerksam bezüglich der Inhaltsstoffe. Achten Sie auf künstliche Farbstoffe, alles mit einer Zahl und einer Farbe, wie etwa FFDC Rot Nummer 40 (E129) oder Blau Nummer 2 (E132). Als Daumenregel kann man nehmen, was Michael Pollan in seinem Buch Food Rules: An Eater's Manual so formuliert hat: Wenn es Ihre Großmutter nicht als Nahrungsmittel erkennen würde, essen Sie es nicht!

Achten Sie auch Hefeextrakte oder Torula-Hefe, was einfach nur eine andere Art von MNG ist. Diese Hefen enthalten freie Glutaminsäure, ein Excitotoxin, das in starkem Maße süchtig macht.

Lassen Sie sich vor allem nicht durch Bezeichnungen wie „zuckerfrei“ beirren. Wenn etwas zuckerfrei ist, heißt es noch lange nicht, dass es gesund ist. Zuckerfreie Nahrungsmittel enthalten oft chemische Süßstoffe wie Aspartam, Acesulfamkalium (Acesulfam-K), Sucralose oder Saccharin, die man auch in Hustensäften für Kinder und in Vitaminkautabletten vorfindet.

Gesundheitsprofil

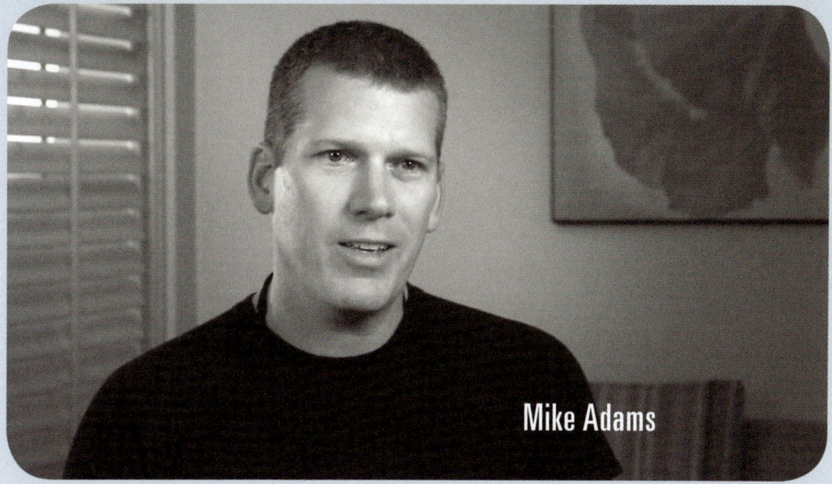

Das Einzige, das zwischen Ihnen und einer perfekten Gesundheit steht, ist Information. Mit den richtigen Informationen gewappnet können Sie Ihre Gesundheit verbessern, Ihre Abhängigkeit von Medikamenten verringern, Ihre Lebensqualität optimieren und Ihr geistiges Bewusstsein und Ihre Kreativität erweitern.

Es ist nicht kompliziert. Der menschliche Körper weiß schon, wie er sich gesund erhalten kann. Alles, was Sie tun müssen, ist, Ihrem Körper die Nahrung zu geben, die er braucht, damit er die richtigen Bausteine zur Verfügung hat, um Krankheiten zu heilen und sich von innen heraus immer wieder zu erneuern.

Heute werden mehr als 95 Prozent aller chronischen Krankheiten durch schlechte Ernährung, giftige Nahrungsmittelbestandteile, Nährstoffmangel und Mangel an körperlicher Betätigung verursacht. Das heißt, Sie können fast jede Art von chronischer Krankheit zum größten Teil verhindern, indem Sie bestimmte Arten von Nahrungsmitteln meiden. Noch einmal: Es ist nicht kompliziert.

Als ich dreißig Jahre alt war, stand ich an der Grenzlinie zur Fettleibigkeit. Ich hatte Diabetes und litt unter chronischen Schmerzen und Depressionen. Ich hatte eine Menge gesundheitlicher Probleme. Mir ging es sehr schlecht. Ich beschloss, dass ich so nicht mehr weiterleben wollte. Ich wollte gesund sein. Also begann *ich mich zu informieren. Ich las immer mehr Bücher und lernte immer mehr über Ernährung, was mir half, meine eigene Ernährung und meinen Lebensstil zu ändern. Ich verbannte Zucker von meinem Speiseplan. Ich verbannte Käse und andere Milchprodukte. Ich verbannte Fleisch (wenngleich ich jetzt ab und zu Fisch esse).*

Die Veränderungen setzten ganz automatisch ein. Innerhalb von sechs Monaten nahm ich 50 Pfund ab. Das ist das Großartige am menschlichen Körper und seiner Fähigkeit, sich selbst zu heilen. Wenn Sie die richtigen Dinge tun, wird sich Ihr Körper heilen, während Sie schlafen, und Sie können gar nicht anders als sich selbst zu heilen, wenn Sie die richtigen Schritte befolgen und in Harmonie mit der Natur kommen.

Genau das habe ich getan und genau das hoffe ich jetzt, andere lehren zu können.

Ein nützlicher Rat, den ich den Menschen gebe, lautet: Wenn Sie gesund sein wollen, essen Sie Nahrungsmittel, für die keine Werbung gemacht wird. Oder haben Sie schon jemals einen Kohlkopf auf einem Werbeplakat gesehen? Wohl nicht. Und dennoch ist das eines der besten Nahrungsmittel, das Sie je essen können. Das gilt für jegliches frische Gemüse und Obst, für Nüsse, Samen und gesunde Fette. Das sind die Arten von Nahrungsmitteln, die Sie gesund machen werden, und für diese Arten von Nahrungsmitteln wird selten, wenn überhaupt jemals, Werbung gemacht.

› **Mike Adams, genannt der Health Ranger, ist ein Befürworter der Verbrauchergesundheit und Redakteur von NaturalNews.com.**

Warum Diäten nicht funktionieren

Viele von uns machen Diäten, um besser auszusehen. Wir probieren verschiedene Arten von Mode-Diäten aus, um rechtzeitig vor der Badesaison oder vor einer Hochzeit oder einem anderen besonderen Ereignis abzunehmen. Wir wollen abnehmen und wir wollen schnell abnehmen. In Amerika sind die Menschen bereit, an die 60 Milliarden Dollar pro Jahr für Diäten und Diätprodukte auszugeben.

„Ich glaube, wir gehen falsch an die Sache heran“, sagt Dr. Junger. „Die Leute bemühen sich um ein Ergebnis, das sehr oberflächlich ist. Sie wollen gut aussehen und und bedenken nicht, dass man das auch von innen her machen könnte. Sie gehen auf Diät und machen jede Mode mit, um abzunehmen und zwar schnell, doch das ist nicht die richtige Art, an die Sache heranzugehen. Die Ergebnisse beweisen das.“

Wir können bei einer Diät Gewicht abnehmen, doch das ist ein wenig so, als ob man mit der einen Hand nehmen und mit der anderen geben würde. Wir können mit reiner Willenskraft fünf Kilo abnehmen, doch wir werden sie wiederbekommen. Und zwar mit Zinsen. „Jedes Mal, wenn wir uns zwingen abzunehmen, wird unser Körper anschließend an jedem Extrakilo festhalten, um sich auf die nächste Hungersnot vorzubereiten“, sagt John Gabriel, der mehr als 100 Kilo ohne Diäten und chirurgische Eingriffe abgenommen hat. „Sie verlieren fünf Kilo und bekommen sechs zurück. Wie oft ist es Ihnen schon so ergangen?

> „In den USA werden jedes Jahr mehr als
> **60 Milliarden Dollar**
> **für Diäten und Produkte zum**
> Abnehmen ausgegeben.“
>
> —Marketdata Report

Ich möchte es, aber ich KANN ES NICHT haben.

Ich kann es haben, aber ich WILL ES NICHT.

Wissen Sie, manche Leute glauben, übergewichtige Menschen wären einfach nur schwach und faul und verfressen.

Ich bin ein sehr disziplinierter Mensch, aber ich konnte nicht abnehmen, als mein Körper fett sein wollte. Und auch Sie können das nicht, weder kurzfristig noch langfristig – bis Sie das wahre Problem anpacken."

Das ganze Paradigma rund um Diäten ist mit Fehlern behaftet. „Wenn Menschen eine Diät machen, tun sie nichts weiter, als die Kalorienaufnahme einzuschränken oder die Art und Weise zu manipulieren, wie ihr Metabolismus funktioniert", sagt David Vitalis, anerkannter Fachmann für Gesundheitsfragen, Ernährung und persönliche Weiterentwicklung. „Man kann das Verhältnis von Fetten zu Eiweißen und zu Kohlenhydraten unendlich manipulieren. Es gibt jede Menge Variationen. Ich erinnere mich an eine Diät mit vielen Kohlenhydraten, eine mit wenig Fett, dann eine mit viel Proteinen und wenigen Kohlenhydraten, dann die eine mit wenig Fett und mäßigen Kohlenhydraten – und so geht es ohne Ende weiter." Es scheint, als würde jede Woche eine neue Diät herauskommen und sie alle basieren auf der Meinung, dass man sich selbst irgendwie zwingen kann, abzunehmen. Doch das widerspricht den grundlegenden Überlebensgesetzen unseres Körpers.

„Ich habe sehr viele Diäten gemacht", sagt Jason Vale, „und bei jeder hatte ich gleich von Anfang an das Gefühl, als würde mir etwas fehlen. Überlegen Sie mal. Wenn ich nicht auf Diät gewesen wäre, hätte ich manchmal vielleicht bis zwei Uhr nachmittags nicht einmal ans Essen gedacht. Ich habe oft über einen langen Zeitraum nicht ans Essen gedacht. Doch in dem Augenblick, in dem ich meinem Gehirn sagte, dass ich auf Diät war, verfiel ich in den Kann-nicht-Modus. Damit meine ich, dass ich ständig daran dachte, was ich NICHT KANN, und das war eine unaufhörliche und konstant anhaltende Qual. Das ist alles, was eine Diät ist – eine Qual. Und sie ist konstant und unaufhörlich.

Wenn Sie allerdings vom *‚Ich möchte es, aber ich kann es nicht haben'* zum *‚Ich kann es haben, aber ich möchte es nicht'* übergehen, ist das ein massiver Paradigmenwechsel."

Hinzufügen

Die beste Strategie fürs Abnehmen, die uns laut David Wolfe, Ernährungsberater und Experte für Superfoods und natürliche Schönheit, zur Verfügung steht, besteht darin, die guten Sachen hinzuzufügen. „Machen Sie keine Diät daraus", sagt er. „Wenn Ihnen Diäten schwerfallen, verbieten Sie sich anfangs gar nichts. Konzentrieren Sie sich ständig auf das Hinzufügen. Fügen Sie die guten Nahrungsmittel hinzu. Fügen Sie die Nahrungsmittel hinzu, die nicht von Menschen gemacht sind, denn unser Körper weiß nicht, wie er sie verarbeiten soll, und das führt zur Gewichtszunahme. Fügen Sie Gurken hinzu. Fügen Sie Äpfel hinzu. Fügen Sie die einfachen Nahrungsmittel hinzu, die Pflanzen, die Früchte, die Nüsse und Samen, Gemüse und tierische Produkte hoher Qualität.

Zum Schluss werden die richtigen Nahrungsmittel all die schlechten verdrängen. Und das funktioniert bei jedem. Es macht die ganze Sache so einfach. Diese Methode löst all die Neurosen, die sich um Diäten und all das ranken, was wir essen sollen, völlig auf. Sie beginnen zwangsläufig, sich viel besser zu fühlen, wenn Sie die guten Sachen essen – und dann wollen Sie die schlechten Sachen nicht einmal mehr anfassen."

Gesundheitsprofil

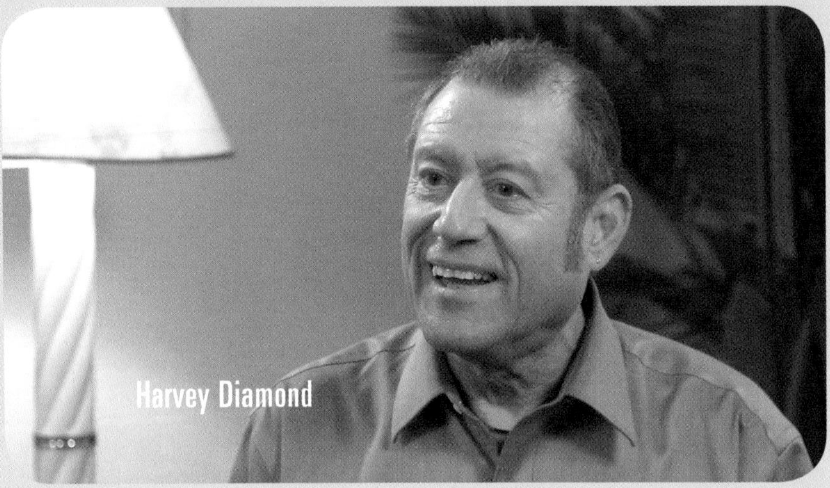

Harvey Diamond

Das erste Kapitel des ersten Buches, das ich geschrieben habe, trug die Überschrift „Diäten funktionieren nicht". Das liegt daran, dass bei Diäten die Fehlschläge schon vorprogrammiert sind. Wenn die Leute eine Diät machen, grenzen sie Eiweiß, Fett oder Kohlenhydrate – Dinge, die wir zum Leben brauchen – aus, um schnell abzunehmen. Das funktioniert zwar, doch wenn sie wieder beginnen, Eiweiß, Fett und Kohlenhydrate zu essen, nehmen sie gleich wieder zu. Der Gewichtsverlust ist nur vorübergehend. Jetzt will ich Sie etwas fragen: Wollen Sie vorübergehend reich sein? Natürlich nicht. Warum sollten Sie dann vorübergehend weniger wiegen?

Eine Studie an der Universität von Kalifornien, Los Angeles, stellte fest, dass bis zu zwei Drittel der Menschen, die eine Diät machen, nicht nur das verlorene Gewicht wieder erreichen, sondern am Ende sogar mehr wiegen als vor der Diät. Das liegt daran, dass sie so froh sind, wieder essen zu können, dass sie nicht intelligent essen.

Genau aus diesem Grund habe ich mich von Anfang an mit meinen Büchern der Reihe Fit for Life bemüht, den Lesern klarzumachen, dass sie mit den Diäten aufhören sollen. Geben Sie dem Körper stattdessen das, was er braucht, um sich selbst zu pflegen. Wir sind nicht dazu geschaffen, übergewichtig zu sein. Wir sind nicht auf die Welt gekommen, um alle möglichen Schmerzen und Qualen zu *durchleiden, um uns das Essen zu versagen, denn Essen ist etwas völlig Normales und Natürliches und Lebenswichtiges.*

Gestalten Sie Ihren Lebensstil einfach so, dass Sie auf eine Weise essen, die Ihren Körper dazu veranlasst, von selbst das richtige Körpergewicht für Sie aufrechtzuerhalten.

› **Harvey Diamond ist Verfechter von Gesundheit und Wellness und Autor von mehreren New-York-Times-Bestsellern. Er war einer der Ersten, die Menschen geholfen haben, zu einem gesünderen Essen überzugehen. Während seiner vierzigjährigen Karriere hat er Millionen von Menschen geholfen, ihre Gesundheit zu verbessern und schwere Krankheiten zu besiegen, unter anderem Krebs. Von seinen Büchern der Reihe Fit for Life wurden 14 Millionen Exemplare verkauft und sie wurden in 33 verschiedene Sprachen übersetzt. Seine Website ist harveydiamond.com.**

„Bis zu **zwei Drittel** die eine Diät machen nehmen danach wieder **mehr** Gewicht zu, als sie **abgenommen haben.**"

—Universität von Kalifornien, Los Angeles

Teil II

IHRE GESUNDHEIT LIEGT IN IHREN HÄNDEN

KAPITEL DREI

Du bist, was du isst

Wenn der Körper eine Maschine ist, dann ist die Nahrung sein Kraftstoff. Nahrung gibt dem Körper die Energie, die er braucht, um richtig zu funktionieren. Wenn wir nicht sicherstellen, dass wir die richtige Qualität und Quantität von Kraftstoff durch unser System pumpen, dann werden wir bald auf dem Schrotthaufen landen. Die Nahrung, die wir essen, wirkt sich auf Gewicht, Laune, Gehirnfunktion, Sexualtrieb und Schlafverhalten aus.

Gesundes Essen ist wichtig für unser Wohlbefinden. Wie im vorangegangenen Kapitel besprochen wurde, besteht die beste Strategie für dauerhaftes Abnehmen darin, unserer Ernährung die richtigen Arten von Nahrungsmitteln hinzuzufügen. Der Trick ist, dass wir alle industriell hergestellten Nahrungsmittel, die wir gewöhnlich Tag für Tag essen, durch lokal angebaute, frische, biologische und natürliche Wahlmöglichkeiten ersetzen.

„In meinen Augen heißt das, zurück zur Natur, und das heißt, zurück zum Garten", sagt Kris Carr, die Autorin von Crazy Sexy Diet. „Wenn es aus dem Garten kommt, essen Sie es. Wenn es aus dem Labor kommt, ist es nur für ein Labor verdaulich. Wenn es länger haltbar ist als ich, esse ich es nicht. Je einfacher ich es mir mache, umso gesünder werde ich."

„Je einfacher ich es mir mache, umso gesünder werde ich."

—KRIS CARR

Alle Ernährungsberater empfehlen sechs bis acht Portionen Obst und Gemüse pro Tag. Vor allem Gemüse beinhaltet die ganze Palette von Ballaststoffen, Nährstoffen und Antioxidantien, die unsere Körper als Kraftstoff brauchen, um gesund zu bleiben.

Mike Adams, der Health Ranger, schlägt vor, dass man sich vor dem Essen die folgenden drei Fragen stellen sollte:

Woher kommt meine Nahrung? Mit welcher inneren Einstellung, Fürsorge oder Liebe oder Mitgefühl wurde die Nahrung zubereitet? Und ist dieses Essen zur Ernährung gedacht oder einfach nur zur Unterhaltung? „Viele Menschen betrachten Essen als Unterhaltung, so, als wäre ihre Zunge ein Vergnügungspark", sagt er. „Sie wollen einfach nur Geschmackssensationen – MNG, Salz, Gewürze, was auch immer. Und dann schlucken sie es herunter und vergessen es. Doch das Essen bleibt lange Zeit in ihren Körpern. Man sollte Essen danach auswählen, was es auf seiner langen Reise durch den Körper macht, nicht nur danach, was es im Mund macht. Wenn Sie gesund sein wollen, dann behandeln Sie Ihren Mund nicht wie einen Vergnügungspark."

Die zehn besten Ernährungstipps

Hier sind zehn praktische Ernährungstipps, die sicherstellen, dass Ihr Körper die richtigen Nährstoffe bekommt, um jeden Tag richtig und effektiv zu funktionieren.

❶ Essen Sie wie von der Natur vorgesehen

Die Natur hat Sie nicht dafür ausgerüstet, tiefgekühlte Fertiggerichte mit künstlichen Konservierungsstoffen und Chemikalien zu essen. Unsere Vorfahren haben stets in Symbiose mit der Natur gelebt und die

Menschheit war immer auf natürliche Nahrung ausgerichtet. Es ist ganz einfach: Essen Sie mehr „lebendige“ Nahrung und weniger „tote“ Nahrung. Das bedeutet viel frisches Gemüse und Obst (je nach Saison und in einer großen Bandbreite von Farben), Kräuter, Meeresalgen, Pilze, Sprossen, Nüsse und Samen, Naturjoghurt und eingelegtes Gemüse, und wenn Sie Fleisch und Tierprodukte essen, schließt dies auch Bio-Eier von freilaufenden Hühnern, wild gefangenen Fisch, Wild und Tiere aus naturgemäßer Haltung ein.

❷ Wählen Sie „Bio“

Obst und Gemüse aus biologischem Anbau enthält oft mehr Vitamine und Mineralien als solches aus nicht-biologischem, konventionellem Anbau, besonders wenn es reif geerntet und vor Ort angebaut wurde. Der Verzehr von Bio-Obst und Bio-Gemüse ist auch sicherer, da es ohne die Nutzung chemischer Dünger, Pestizide und genetisch modifizierter Organismen (GMOs) angebaut wurde – all jene haben nämlich nachweislich schädliche Auswirkungen auf unser Fortpflanzungsvermögen und unseren Hormonhaushalt und sie überlasten die Leber. Wenn Sie Tierprodukte essen, wählen Sie naturbelassene Milchprodukte von Kühen, die auf Weiden grasen, Eier von glücklichen Hühnern und Fleisch von Tieren aus Freilandhaltung oder von Jagdwild. Bei Tierprodukten ist es besonders wichtig sicherzustellen, dass ihnen keine Antibiotika, Hormone oder GMO-Futtermittel verabreicht wurden, da sich Giftstoffe gerne in tierischem Fett konzentriert ansammeln. (Siehe dazu Seite 260)

❸ Holen Sie Ihren Entsafter oder Mixer aus dem Schrank

Ein Entsafter oder Mixer kann Ihr bester Freund sein. Sagen wir mal, Sie kommen von der Arbeit nach Hause und sind hungrig und lethargisch. Statt nach einer Tüte Kartoffelchips oder einer Tafel Schokolade zu greifen, mixen Sie sich schnell einen Saft oder einen Smoothie. Beide sind mit Vitaminen, Mineralien und Enzymen vollgeladen. Diese ganz schnell zubereitete Mahlzeit bringt schnurstracks Nährstoffe in Ihre Körperzellen.

❹ Schränken Sie den Verzehr von glutenhaltigem Getreide ein

Gluten ist ein Eiweiß, das in den meisten Getreidesorten vorkommt, unter anderem in Weizen, Roggen, Gerste und Dinkel. Glutenallergie – auch Zöliakie genannt – und allgemeine Unverträglichkeit von Gluten breiten sich immer mehr aus. Auch wenn Sie nicht empfindlich auf Gluten reagieren, können Sie Ihrem Körper und der Welt Gutes tun, wenn Sie Ihren Glutenverzehr reduzieren. Gluten kann die Darminnenwände reizen und beschädigen, und es kann Entzündungen und Reaktionen des Immunsystems hervorrufen. Es ist eine der häufigsten Ursachen einer pathologisch durchlässigen Darmwand. Traditionelle Zubereitungsarten von Getreide, bei denen es mindestens zwölf Stunden lang eingeweicht und fermentiert oder mit Hefe zu Sauerteig verarbeitet wird, führen zu einer Verringerung des Glutens und machen die Getreideprodukte verträglicher. Großartige glutenfreie Alternativen sind unter anderem Buchweizen, Quinoa, Reis, Hirse, Mais und Amaranth.

❺ Hände weg von verarbeiteten, zuckerhaltigen Nahrungsmitteln

Zu viel Zucker oder andere raffinierte Kohlenhydrate können Hochs und Tiefs beim Blutzuckerspiegel verursachen, was zu Launenhaftigkeit und Heißhunger führt, wenn nicht durch Fette und Eiweiße ein Gleichgewicht hergestellt wird. Entscheiden Sie sich für Nahrungsmittel, die von Natur aus eine niedrigere glykämische Last oder einen niedrigeren glykämischen Index (GI) haben. Wählen Sie Gemüse und

Früchte mit geringem Zuckergehalt, zum Beispiel Grapefruits, Zitronen, Limonen, Birnen, Beeren und Avocados. Geben Sie diesen den Vorzug gegenüber stärkehaltigem Getreide. Wenn Sie Nahrungsmittel mit hohem GI essen, ist es am besten, sie mit gesunden Fetten zu verbinden; dadurch wird die Glukose gleichmäßiger in den Blutstrom aufgenommen. Meiden Sie gesüßte verpackte Nahrungsmittel, besonders solche, die mit Maissirup, Glukosesirup oder künstlichen Süßstoffen gesüßt sind.

❻ Essen Sie gute Fette

Menschen, die abnehmen wollen, bemühen sich oft, Fette und Cholesterin auf ein Minimum zu beschränken, weil Fett pro Gramm mehr Kalorien enthält als Kohlenhydrate oder Eiweiße. Gute Fette und gutes Cholesterin sind jedoch dringend für die Aufnahme der meisten Nährstoffe und für die Hormonproduktion erforderlich. Genießen Sie die gesunden und stabilen gesättigten Fette, die im Kokosnussöl und in wild gefangenem Fisch enthalten sind. Man findet sie auch in Bio-Milchprodukten, Eiern und Fleisch von Tieren aus Weidehaltung. Gesund sind auch die einfach ungesättigten Fette wie natives Olivenöl, Macadamianüsse und Avocados. Reduzieren Sie Ihren Verzehr von unstabilen mehrfach ungesättigten Fetten wie Raps-, Soja-, Sonnenblumen-, Baumwollsamen-, Maiskeim-, Weintraubensamen- und Saflordistelöl. Diese Öle werden in der Regel als Pflanzenöl bezeichnet und man findet sie in Produkten wie Margarine, kommerziellen Keksen und Kartoffelchips, Mayonnaise und Salatsoßen aus dem Supermarkt sowie in frittierten Speisen.

❼ Bereiten Sie Ihre Mahlzeiten mit Liebe zu

Vergessen Sie die Mikrowelle. Essen Sie mehr rohe Nahrungsmittel, die nicht durch Hitze geschädigt wurden. Wenn Sie kochen, dann sautieren, dämpfen oder grillen Sie die Nahrungsmittel bei geringer bis mittlerer

Hitze mit stabilen Fetten wie Kokosnussfett, Schmalz oder Butter in einem altmodischen Topf aus Gusseisen. Diese stabilen gesättigten Fette sind weniger flüchtig und eignen sich ideal zum Kochen, vor allem im Vergleich zu den meisten instabilen, mehrfach ungesättigten Pflanzenölen, die für den Körper giftig werden, wenn sie bei hohen Temperaturen oxidieren.

❽ Starten Sie mit einem grünen Salat

Starten Sie die Hauptmahlzeit des Tages, also das Mittag- oder Abendessen (oder beide), mit einem großen grünen Blattsalat. Schmeißen Sie den alten Eisbergsalat weg. Seien Sie abenteuerlustig: Nehmen Sie Römersalat, Rucola, Kraut und Grünkohl und fügen Sie klein geschnittene gemischte frische Kräuter wie Minze, Petersilie, Koriander, Dill oder Schnittlauch hinzu. Wenn Sie die Mahlzeit mit einem Salat beginnen, füllen Sie Ihren Magen mit nährstoffreichen pflanzlichen Nahrungsmitteln und lassen weniger Platz für ein Übermaß an Vor- und Nachspeisen.

❾ Lesen Sie die Etiketten

Chemische Nahrungsmittelzusätze können unsere Hormone ins Chaos stürzen und zu Gewichtszunahme und Sucht führen. Meiden Sie Nummern mit einem davorgesetzten E und prüfen Sie alles auf MNG, den Geschmacksverstärker, der unserem Gehirn vorgaukelt, wir müssten uns überessen. MNG versteckt sich oft hinter den folgenden Bezeichnungen: E621, Mononatriumglutamat, Glutaminsäure, gehärtetes Pflanzenfett, Hefeextrakt, autolysierte Hefe, Natriumkasein und Monokalziumglutamat. Man findet es oft in Fertigsuppen, Kartoffelchips, Soßen und Keksen. Im Zweifelsfall beachten Sie diesen einfachen Rat: Wenn Sie es nicht aussprechen können oder wenn es Zahlen oder Codes enthält, essen Sie es nicht!

⑩ Essen Sie in einem entspannten Zustand

Unser Verdauungssystem ist sehr empfindlich. Wenn Sie hastig oder im Gehen essen, wird Ihr Körper in einen Zustand von Angriff oder Flucht versetzt, was Verdauungsprozesse kompromittiert oder ganz einstellt und die Aufnahme von Nährstoffen in Ihr System verhindert. Nicht verdautes Essen geht oftmals in bakterielle Fermentierung über; dann entwickeln sich Gase und Fett. Setzen Sie sich also hin und nehmen Sie sich Zeit, um Ihr Essen entspannt und fröhlich zu genießen.

Informieren Sie sich, wo Ihr Essen herkommt

Festzustellen, wo Ihr Essen herkommt, ist ein wichtiger Schritt bei der Verbesserung Ihrer Ernährung. Wenn Sie mit den Bauern auf Ihrem örtlichen Bauernmarkt sprechen oder die Herkunft der Nahrungsmittel in der Frischwarenabteilung Ihres Supermarktes prüfen, werden Sie feststellen, ob sie aus örtlichem Anbau stammen oder von weither transportiert wurden. Ganz allgemein gilt: Je örtlicher und saisongemäßer Ihre Nahrungsmittel sind, desto besser sind sie für Ihre Gesundheit, die Umwelt und Ihre örtliche Nahrungsmittelwirtschaft.

Nahrungsmittel aus der Fabrik sind ungesunde und unglückliche Nahrungsmittel. Sie werden oft über Tausende von Kilometern in Lastwagen transportiert. Sie sind höchstwahrscheinlich genetisch modifiziert oder beinhalten GMO-Inhaltsstoffe. Sie wurden verarbeitet, gehärtet oder homogenisiert. Man kann sie kaum noch als Nahrungsmittel bezeichnen. Nahrungsmittel von örtlichen Bio-Bauern dagegen sind gesunde und glückliche Nahrungsmittel. Sie werden auf nährstoffreichem Boden angebaut. Sie sind natürlich. Sie tun Ihnen gut und sie schmecken besser.

Sie sind auch ein guter Kauf. „Wenn Sie Ihre Nahrungsmittel auf Bauernmärkten oder direkt vom Bauernhof kaufen, können Sie auch eine Menge Geld sparen", meint Daniel Vitalis. „Wenn Sie auf den Bauernmarkt gehen, kaufen Sie direkt vom Hersteller. Sie schalten die Mittelsmänner aus. Sie schalten den Ladeninhaber und den Fahrer aus."

Vergleichende Übersicht der Gesundheit von Nahrungsmitteln

WENIGER GESUND	GESÜNDER
Konventionelle Milch	Bio-Kuhmilch oder -Schafsmilch, hausgemachte Kokosnussmilch oder Nussmilch (siehe Seiten 143 und 144), Mandelmilch, Macadamiamilch, Hanfsamenmilch
Weißbrot	Sprossenbrot, Pumpernickel, Bio-Sauerteigbrot, Buchweizen-Cracker
Margarine	Bio-Butter, zermanschte Avocado, natives Olivenöl
Cerealien aus der Packung	Buchweizen-, Quinoa- oder Haferbrei, Getreidesprossen, naturbelassenes Müsli
Mayonnaise aus dem Laden	Hummus oder zermanschte Avocado mit Apfelessig und Senf
Nudeln	Spiralen aus rohem Gemüse; Quinoa-, Reis- oder Buchweizennudeln
Ölspray zum Kochen	Bio-Butter, Kokosnussöl, Schmalz
Chips und Soßen	Nüsse, Flachssamen- oder Buchweizencracker mit Pesto, Hummus, Oliventapanade, Guacamole, Salsa Verde oder Bio-Paté
Speiseeis u. Kuchen	Milchfreies Kokosnusseis, Quinoa- oder Reiskuchen, einfache Bananeneiskrem (Seite 254) oder Avocado-Schokoladen-Mousse (Seite 250)
Weißer Zucker	Stevia, roher Honig, Kokosnusszucker, reiner Ahornsirup
Speisesalz	Naturbelassenes Meersalz, Meeresalgenflocken, Miso, Tamari, Sojasoße

Kaffee	Grüner Tee oder Kräutertee wie Kamille, Jasmin, Nessel, Minze, gerösteter Löwenzahn, Chicorée-Wurzel
Sprudelgetränke	Wasser, frisch gepresste Säfte, Sprudelwasser mit frischer Limone und rohem Apfelessig
Milchshake	Beeren-Kefir-Smoothie (Seite 155), Superfood-Smoothie, frisch gepresste Gemüsesäfte

Einkaufen im Randbereich

Wenn Sie das, was Sie brauchen, nicht auf dem Bauernmarkt finden können, ist die beste Strategie für den Einkauf im Supermarkt, sich entlang seiner Randbereiche zu bewegen.

Verarbeitete Lebensmittel befinden sich in der Regel in den mittleren Gängen. Die frischesten und gesündesten Nahrungsmittel werden an den äußeren Rändern platziert. Wenn Sie Ihre Nahrungsmittel dort einsammeln, kommen Sie besser weg.
Viele der Nahrungsmittel in den mittleren Gängen beinhalten Nahrungsmittelzusätze, die für die Verarbeitung, Verpackung und Lagerung nützlich sind. Doch wie erfahren wir, welche Nahrungsmittelzusätze in der Packung mit Makkaroni und Käse drin sind und warum sie so lange haltbar ist? Prüfen Sie das Etikett. Der typische amerikanische Haushalt gibt etwa 90 Prozent seines Nahrungsmittelbudgets für verarbeitete Nahrungsmittel aus und ist damit einer ungeheuren Menge von künstlichen Nahrungsmittelzusätzen ausgesetzt, von denen viele schlimme gesundheitliche Folgen haben können.

Probiotika: Der Schlüssel zum Königreich

Wir hören oft, dass alle Bakterien und Mikroben schlecht seien, doch es gibt in Wirklichkeit auch gesunde Bakterien. Probiotika sind eine Form von gesunden Bakterien und sie sind lebenswichtig. Das Wort „probiotisch“ bedeutet wörtlich „für das Leben“. Probiotika sind die guten Bakterien, die in unserem Darm leben und uns helfen, unsere Nahrung zu verdauen und Nährstoffe aufzunehmen.

„Die meisten Menschen wissen es nicht, aber in unserem Körper gibt es tatsächlich viel mehr andere Organismen als Körperzellen“, sagt Daniel Vitalis. „Viele davon leben in Ihrem Darmtrakt. Es gibt tatsächlich etwa vier bis zehn Mal mehr Bakterien in Ihrem Darm als menschliche Zellen in Ihrem ganzen Körper. Das sind die Bakterien, die sich um Sie kümmern. Sie kolonisieren Ihren Körper und schützen Sie vor Organismen, die Krankheiten verursachen.“

Schlechte Erreger tragen Infektionskrankheiten, Pathogene und Krankheitskeime in sich, wogegen gute Bakterien sich aktiv für die Gesundheit einsetzen. Wenn Sie nicht aufpassen, können Sie durch eine ungesunde Ernährung oder übermäßige Einnahme von Antibiotika die guten Bakterien in Ihrem Körper zerstören. Ohne die gesunden Darmbakterien verliert Ihr Magen seine Fähigkeit, Nahrungsmittel zu verdauen und Nährstoffe aufzunehmen. Ohne ordentliche Nährstoffaufnahme wird Ihr Körper ständig hungrig sein, Sie werden immer mehr und mehr Appetit auf Essen haben und das führt zu Adipositas. Probiotika sind das fehlende Glied und werden bei den regulären Ernährungs- und Entgiftungsprogrammen leider oft übersehen. Sie sind allerdings von größter Wichtigkeit für dauerhaften Gewichtsverlust und eine optimale Gesundheit.

Eine der besten Möglichkeiten, Ihren Körper mit Probiotika anzufüllen und ungesunde Bakterien hinauszudrängen, besteht darin,

DIE 10 SUPERFOODS NACH DAVID WOLFE

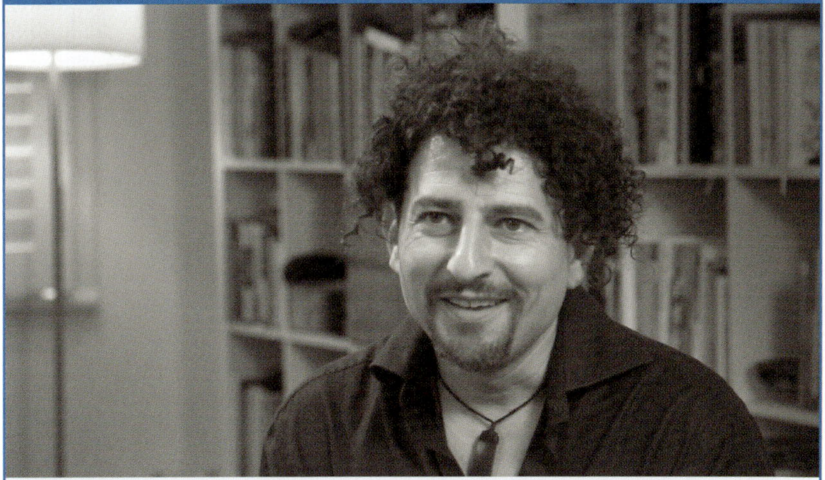

Aloe Vera	Goji-Beere (Wolfsbeere)
Bienenprodukte	Hanfsamen
Blaugrüne Algen	Maca (Wurzel aus Peru)
Kakao (Rohschokolade)	Phytoplankton aus dem Meer
Kokosnüsse	Spirulina

› **David Wolfe gehört zu den weltweit führenden Ernährungsexperten. Er ist der Autor der Bücher Eating for Beauty, The Sunfood Diet Success System, Naked Chocolate, David Wolfe on Raw Foods, Superfoods and Superherbs, Amazing Grace, Superfoods: The Food and Medicine of the Future und The Longevity NOW Program. Seine Website ist www.davidwolfe.com.**

fermentierte oder eingelegte Nahrungsmittel zu essen. „Eingelegte Nahrungsmittel gibt es schon, solange Menschen säen und ernten“, sagt Vitalis. „Das liegt daran, dass es früher oft keine Möglichkeiten gab, Nahrungsmittel kühl zu halten, und daher begannen sie nach einigen Tagen zu fermentieren und sich zu zersetzen. Schließlich lernten die Menschen, wie man in diesen Nahrungsmitteln gesundheitsfördernde

Kolonien von Bakterien züchten konnte. Ich spreche von Joghurt. Ich spreche von Kimchi. Ich spreche von Sauerkraut. Ich spreche von Wein und Bier nach herkömmlicher Kelter- und Brauart." Andere Beispiele von traditionell fermentierten Nahrungsmitteln sind unter anderem Apfelessig, Kombucha-Tee, eingelegtes Gemüse und Kefir.

Superfoods

Gesunde Nahrungsmittel sind nicht alle gleich. Manche sind für uns besser als andere. Diese lebenssprühenden, enorm nährstoffreichen Nahrungsmittel – die wirklich die Bezeichnung Superfoods verdienen – bieten uns ein wunderbares Ernährungs- und Heilpotenzial. Es sind kraftvolle Ressourcen von sauberem Eiweiß, Vitaminen, Mineralien, Enzymen, Antioxidantien, guten Fetten und Ölen sowie anderen Nährstoffen.

Heutzutage, wo die meisten von uns überessen und unterernährt sind, bringen Superfoods enorme Vorteile für unsere Gesundheit. „Mir ist letztendlich klargeworden", sagt David Wolfe, Autor der Bestseller Superfoods und Eating for Beauty, „dass wir mit jeder Kalorie eine größere Dichte von Nährstoffen zu uns nehmen müssen. Wir essen viel zu viele leere Kalorien. Da sind keine Mineralien drin. Da sind keine Vitamine. Da sind keine Polysaccharide. Da ist kein Eiweiß." Im Gegensatz dazu haben Superfoods wenige Kalorien, dafür aber einen außerordentlichen Reichtum an Nährstoffen. „Das ist das goldene Kalb, das uns ein längeres Leben gibt, auch wenn wir weniger essen", sagt Wolfe. „Wir wollen etwas essen, das bis zum Rand mit guten Sachen vollgepackt ist, aber nicht viele Kalorien hat. Superfoods und Superkräuter geben uns die Nährstoffe, die wir brauchen, ohne uns mit Kalorien vollzuladen."

Die besten Superfoods sind die grünen Superfoods. Sie beinhalten eine höhere Konzentration von leicht verdaulichen Nährstoffen, fettverbrennende Bestandteile, Vitamine, Mineralien und Eiweiße, die mageres Muskelfleisch und Gewebe bilden, die Verdauung unterstützen und Sie vor Krankheiten und gesundheitlichen Beschwerden schützen.

Grüne Superfoods sind reich an Chlorophyll, dem Pigment, das Pflanzen ihre grüne Farbe verleiht. Sobald es aufgespalten wird, gibt Chlorophyll Hämoglobin in den Blutstrom frei, was die Sauerstoffaufnahme des Blutes erhöht. Grüne Superfoods sind zum Beispiel Spinat, Grünkohl, Wasserkresse, Blattsalat, Endivie, Brokkolis- und Senfsprossen, Spirulina, Weizengras, Gerstengras und wilde blaugrüne Algen.

Ein weiteres Superfood ist Seetang, die Pflanze mit der höchsten Nährstoffdichte auf unserem Planeten. Ob Sie es glauben oder nicht: Seegrasarten wie Nori und Kelp enthalten bis zu zehn Mal mehr Kalzium als Milch und bis zu acht Mal mehr als Rindfleisch. Seegras hilft dabei, eine breite Palette von Giftstoffen aus Nahrungsmitteln und aus der Umwelt in Salz umzuwandeln, das der Körper viel leichter aus seinem System ausscheiden kann. Der bemerkenswerteste Vorteil von Seegras ist allerdings seine Fähigkeit, die Gewichtsabnahme anzukurbeln und Zellulitis zu beseitigen, indem es die Schilddrüse stimuliert, Nahrungsmittel zu zersetzen, bevor sie in Fett umgewandelt werden können.

KAPITEL VIER

Du bist, was du trinkst

Saftzubereitung

Eine großartige Möglichkeit, Nährstoffe direkt in Ihren Blutstrom zu bringen, besteht aus der Saftzubereitung, besonders wenn Sie den Geschmack von rohem Gemüse nicht besonders mögen. „Ich umgehe dieses Problem durch Saftzubereitung", sagt Dr. Joseph Mercola, D.O., der Gründer von Mercola.com. „Ich kaufe mir in der Regel zehn Kilo Gemüse für eine Woche und bereite jeden Tag aus einigen davon Saft zu. Ich nehme gern Selleriestangen und Gurken als Grundlage und füge dann dunkelgrünes Blattgemüse wie Grünkohl oder Blattkohl hinzu."

Gemüsesäfte führen Ihrem Körper unmittelbar Vitamine, Mineralien und Enzyme zu. Innerhalb der wenigen Minuten, in denen Sie sich ein Glass flüssiger Nahrung durch die Kehle schütten, erhält Ihr Körper eine Kraftstoffzufuhr, die Ihre Zellen nährt, Ihren Metabolismus anregt und bei der Wiederherstellung Ihres Immunsystems mithilft.

„Saftzubereitung ist aus zwei vorrangigen Gründen wichtig", sagt Jason Vale, ein führender Experte in den Bereichen Gesundheit und

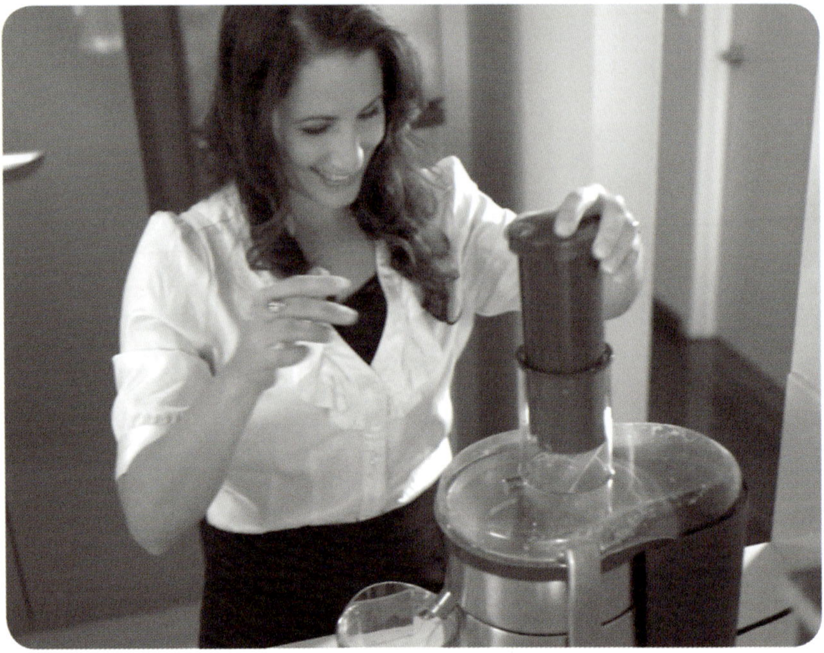

Suchtüberwindung. „Die Leute fragen mich oft, warum wir das Gemüse denn nicht einfach essen. Das ist eine gute Frage. Warum essen wir es nicht einfach? Die Antwort ist: Weil wir es nicht essen. Wir nehmen nicht genügend rohe Früchte und Gemüsesorten in einer großen Bandbreite von Farben zu uns. Das ist Grund Nummer eins. Als Zweites muss man sich vor Augen halten, dass die meisten Menschen überessen und unterernährt sind. Die Saftzubereitung ist wichtig, weil Säfte leicht absorbiert werden und das ultimative Fastfood darstellen. Die Leute sagen, dass sie schnelle Gerichte wollen. Ein Saft ist die Lösung! Ein frisch zubereiteter Saft ist der 15-Minuten-Nährstoff-Express zur Gesundheit."

„Ein frisch zubereiteter Saft ist der 15-Minuten-Nährstoff-Express zur Gesundheit."

—JASON VALE

Kris Carr, die Autorin von Crazy Sexy Diet, trinkt jeden Tag etwa einen halben Liter von grünem Bio-Saft. „Überlegen Sie mal, wie viele Gurken, Grünkohlblätter und Selleriestangen ich pro Mahlzeit essen müsste, um so viele Nährstoffe in mich hineinzubekommen. Es ist fast unmöglich."

Ihr liebster Gemüsesaft ist Gurkensaft, weil er eine großartige Versorgung mit Vitamin C sicherstellt. „Diese wässrigen Wunderstangen haben einen leicht süßlichen Geschmack, der dem Magen gut tut", sagt sie. Drücken Sie eine oder zwei Gurken durch Ihren Entsafter und fügen Sie alle anderen Arten von grünem Gemüse hinzu, das Sie im Haus haben, zum Beispiel Grünkohl oder Spinat oder Römersalat. Peppen Sie das Ganze mit etwas Obst auf, zum Beispiel mit einem grünen Apfel oder einer halben geschälten Zitrone und voilà – Sie haben ein kraftvolles Heilelixier! Und lecker ist es auch noch."

Anfänger machen häufig den Fehler, große Mengen von Früchten wie Äpfeln oder Birnen hinzuzufügen, um das Getränk süßer zu machen. Es ist wichtig, die Zuckeraufnahme Ihres Körpers zu reduzieren, selbst dann, wenn der Zucker die Form von Fruktose hat. „Fruchtzucker ist nicht Ihr Freund", sagt Dr. Mercola. „Er ist einer der Feinde Ihrer Bemühungen, den Alterungsprozess zu verlangsamen. Sie müssen Ihren Fruchtzuckerverzehr einschränken, vor allem in Säften. Kleine Mengen von Obst stören nicht, aber Sie müssen darauf achten, die Fruchtzuckermengen nicht zu hoch werden zu lassen. Halten Sie sich lieber an grünes Gemüse."

Dr. Mercola rät auch vom Trinken industriell hergestellter Fruchtsäfte ab. Sie sind oft nicht so gesund, wie einen die Hersteller glauben machen wollen. Sie sind oft pasteurisiert oder hitzebehandelt, damit sie sich lange halten, was zu einem Verlust von Vitaminen und Mineralien führt. Sie sind auch voller Fruchtzucker und können manchmal sogar Aspartam enthalten.

Gesundheitsprofil

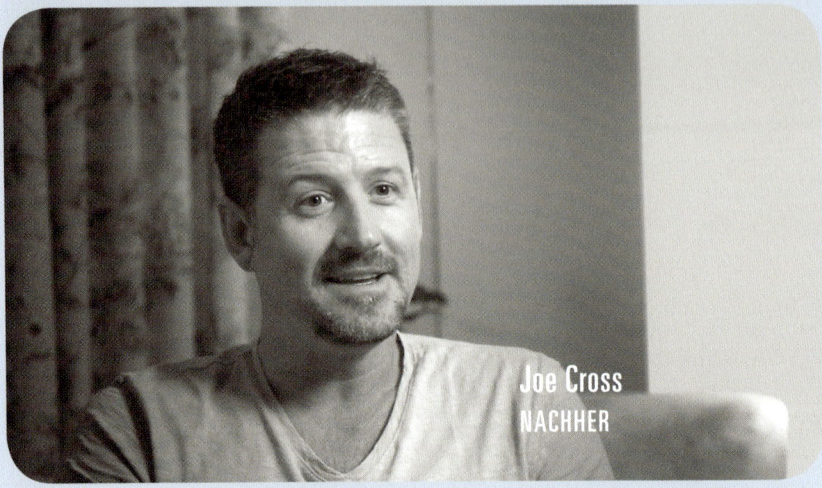

In meinen frühen Dreißigern konzentrierte ich meine ganze Energie darauf, mein Geschäft aufzubauen. Meine oberste Priorität war mein Wohlstand, und Gesundheit stand ganz unten auf der Liste. Ich war so damit beschäftigt, in der Welt umherzureisen und mein kleines Imperium zu errichten, dass ich keine Zeit fand, mich darum zu kümmern, was ich meinem Körper antat oder was ich in ihn hineintat. Meine Ernährung war armselig. Ich trank viel zu viel Alkohol. Ich rauchte. Ich schlief viel zu wenig. Ich bewegte mich kaum. Schließlich gab mein Körper auf. Ich entwickelte einen chronischen Hautausschlag, der Ähnlichkeit mit Nesselsucht hatte und bei jeder Berührung oder Druckeinwirkung auf meinen Körper ausbrach. Ich war laufend geschwollen. Ich sah aus wie der Elefantenmensch. Meine Ärzte verschrieben mir ein starkes Steroid namens Prednison, das sofort die Schwellungen verringerte. Eine Pille und ich war geheilt. Ich dachte mir: „Mensch, ist das nicht toll, in dieser modernen Welt der Medizin zu leben?"

Doch nachdem ich drei bis vier Wochen zweimal täglich diese Pillen eingenommen hatte, stellte ich fest, dass ich sie ständig griffbereit haben musste. Wenn ich sie nicht einnahm, schwoll ich an. Ich konnte ohne meine Pillen nicht mehr leben, und so wurde ich regelrecht besessen. Wenn ich reiste, gab ich sie nicht in mein Gepäck, weil ich Angst hatte, sie könnten verlorengehen.

Damals begann ich nach anderen Lösungen zu suchen. Ich probierte alles aus. Ich suchte Quacksalber auf. Ich nahm Schlammbäder. Ich versuchte es mit Akkupunktur. Ich probierte alles aus, was es nur gab. Das Einzige, was ich nicht unter die Lupe nahm, war, was ich in meinen Mund tat. Tief in meinem Inneren wusste ich, dass meine Krankheit wahrscheinlich etwas mit meiner Nahrung zu tun hatte. Doch zwischen Wissen und Tun liegt ein großer Unterschied. Bevor ich mich versah, wog ich 155 Kilo. Ich nahm immer noch am Tag und in der Nacht hohe Dosen von Steroiden ein. Ich war einen Cheeseburger weit von einem Herzinfarkt entfernt, als ich zu mir sagte: „Schluss damit. Du musst etwas dagegen machen, Joe. Du bist nicht so schlau, wie du dachtest."

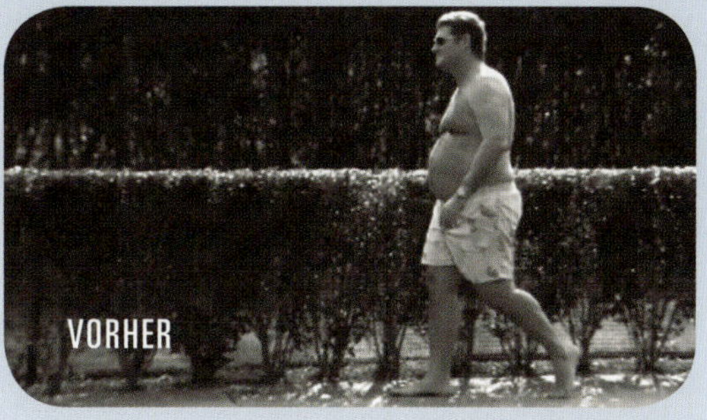

Wenn ich zurückblicke, sehe ich das so, dass ich Mutter Natur den Rücken zugekehrt hatte. Nun wollte ich ein Experiment durchführen, in dem ich das Versuchskaninchen war. Was würde geschehen, wenn ich wieder auf Mutter Natur zugehen würde? Würde sie ihre Arme öffnen und mich an ihr Herz drücken und wäre ich dann geheilt?

Ich ging sofort daran, Säfte zuzubereiten, und stellte meine Ernährung auf eine pflanzliche Grundlage. Innerhalb von zehn bis fünfzehn Tagen begann sich der Nebel zu klären und ich war auf dem Weg zum Gesundwerden. Im Lauf der nächsten sechzig Tage nahm ich fast 40 Kilo ab und brachte meine Steroiddosis auf null herunter. Das war vor dreieinhalb Jahren und ich habe die Pillen seither nicht mehr angerührt.

› Joe Cross ist der Regisseur des Dokumentarfilms Fat, Sick, and Nearly Dead (Dick, krank und beinahe tot), in dem er über seine Gesundung berichtet, und der Gründer von Reboot Your Life, einer sozial engagierten Gesundheits- und Wellnessgesellschaft, die Menschen hilft, ihre Essgewohnheiten zu ändern. Seine Website ist jointhereboot.com.

Wasser: Flüssiges Leben

Kein Gespräch über Ernährung ist komplett, wenn man das Wasser nicht anspricht. Das einfache Glas Wasser ist ein sehr wichtiger Bestandteil Ihrer täglichen Ernährung. Es geht durch Ihre Speiseröhre in Ihren Magen und dann durch den Dünndarm, in dem es sofort in Ihren Blutstrom aufgenommen wird. Stellen Sie sich mal vor: Innerhalb einer Stunde wird das Wasser, das Sie eben erst getrunken haben, in Ihrem Blut sein.

Wasser ist unverzichtbar für die Aufnahme von Nährstoffen, die Ausscheidung von Abfallstoffen und die Ausführung aller Zellaktivitäten und Vorgänge, die für das Leben wichtig sind. Ohne Wasser werden Sie dehydriert und Ihr Körper ist dann unfähig, Giftstoffe auszuscheiden, was einen enormen Stress für Ihr System bedeutet. Alkohol, Koffein, Sprudelgetränke und stark zuckerhaltige Obstsäfte rauben dem Körper seine natürlichen Wasserreserven und wirken sich nachteilig auf Ihr körperliches, seelisches und geistiges Wohlbefinden aus. Laut Daniel Vitalis „sind häufige Beschwerden und Krankheiten oft das Ergebnis von langfristiger chronischer Dehydrierung; dazu gehören Herzkrankheiten, Erschöpfungszustände, hoher Blutdruck, Kopfschmerzen, Diabetes und Adipositas."

Wasser ist wirklich ein wahres Lebenselixier.

Früher wurde Wasser als etwas Heiliges betrachtet, als ein beinahe spirituelles Element. Die Menschen tranken und bewahrten Wasser mit einer Ehrfurcht, die einer primären Quelle des Lebens würdig ist. Heute denken wir im Gegensatz dazu kaum noch an Wasser. Nicht nur, dass wir immer weniger davon trinken – es scheint, dass wir es nur dann bewusst wahrnehmen, wenn es beim Duschen zu kalt ist oder wenn wir das Geschirr spülen.

„Wir sind an einem Punkt der Geschichte angelangt, an dem die Menschen nicht mehr glauben, dass Wasser wichtig ist", meint Daniel

Vitalis. „Wir haben quasi die heiligste Substanz auf diesem Planeten entheiligt. Das ist verrückt, denn im Grunde bestehen wir selbst aus Wasser. Das Wasser, das wir trinken, ist Teil unseres Körpers. Es ist Teil unseres Blutes. Wasser ist wichtig. Es ist nicht nur irgendeine träge Chemikalie."

Weil Wasser für unsere Gesundheit und unser Wohlbefinden so wichtig ist, müssen wir sicherstellen, dass das Wasser, das wir unserem System zuführen, sauber und frisch ist. Ansonsten schwimmen unsere Zellen in einer giftigen Suppe.

Vitalis vergleicht das mit einem Fisch im Aquarium. „Was ist wichtiger: die Qualität der Nahrung, die man dem Fisch gibt, oder die Qualität des Wassers in seinem Behälter? Es ist die Qualität des Wassers. Sie würden sicher nicht schmutziges Wasser in das Aquarium schütten und dann zum Markt gehen und die teuersten Futterflocken für Ihren Fisch kaufen, denn wenn das Wasser nicht sauber ist, wird das beste Futter der Welt Ihrem Fisch nicht helfen.

Wenn Fische in verunreinigtem Wasser leben, wird ihr System verunreinigt. Um die Verunreinigungen aus dem Fisch herauszubekommen, muss man das Wasser auswechseln. Genauso ist es beim Menschen."

Der menschliche Körper besteht zu mehr als 60 Prozent aus Wasser. Unser Blut, die Flüssigkeiten in unseren Zellen, die Flüssigkeiten außerhalb unserer Zellen und jede andere Art von Flüssigkeiten in unserem Körper – sie alle bestehen aus dem Wasser, das wir trinken.

„Wenn Sie nicht extrem sauberes Wasser trinken", sagt Vitalis, „wird Ihr Körper die Giftstoffe, die sich in dem schlechten Wasser befinden, aufnehmen und ansammeln. Dazu gehören zum Beispiel Plastikbestandteile in Wasser aus Plastikflaschen. Oder Fluor und Chlor, die industriell verarbeitetem Wasser und Leistungswasser hinzugefügt werden. Oder Phosphorsäure und Kalilauge, die Wasserquellen hinzugefügt werden, um die pH-Werte auszugleichen. All diese Dinge und mehr treten in Ihre Zellen ein.

Das Umsteigen auf eine saubere Wasserquelle, die gefiltertes Wasser hoher Qualität bietet, ermöglicht den Zellen, mit dem Hinausspülen von Giftstoffen zu beginnen."

Ob Sie es glauben oder nicht, es herrscht eine heiße Debatte darüber, was das beste Trinkwasser ist. Manche Menschen haben keinen Zugang zu sauberen Wasserquellen, die man in der Regel in unterirdischen Grundwasserleitern und natürlichen Quellen vorfindet. „Wir haben so viele natürliche Wasserquellen verunreinigt, dass es nun wirklich schwer ist, irgendwo auf der Erde sauberes Wasser zu finden", sagt Vitalis. „Nur Menschen mit artesischen Brunnen oder Menschen mit einem direkten Zugang zu einer Naturquelle können auf sauberes Wasser zugreifen. Wenn keine dieser Möglichkeiten vorliegt, besteht die beste Alternative wohl im Kauf eines wirklich guten Filters oder Flaschenwassers hoher Qualität."

Doch auch wenn Sie keinen Zugang zu einer optimalen Frischwasserversorgung haben, ist es wichtig, daran zu denken, dass Ihr Körper Wasser braucht. Ohne Wasser verdurstet Ihr Körper im wahrsten Sinne des Wortes. Auch wenn Sie sich nicht unbedingt durstig fühlen, sollten Sie trotzdem viel Wasser trinken.

Koffeinersatz

Statt nach Wasser greifen die meisten Menschen heutzutage nach Kaffee, Sprudelgetränken und Alkohol. Wenngleich diese Getränke Wasser enthalten, sind sie in Wirklichkeit Diuretika, das heißt, sie entziehen dem Körper Wasser. Wenn Sie diese Getränke konsumieren, benötigt Ihr Körper mehr Wasser als sonst, um diesen Verlust auszugleichen. Um sicherzustellen, dass Ihr Körper auf hoher Ebene funktionstüchtig bleibt, ersetzen Sie Kaffee und Sprudelgetränke lieber durch natürliche Alternativen, die Ihren Körper nicht dehydrieren.

Wenngleich kleine Mengen von Kaffee Sie sicher nicht töten werden, kann Koffein doch sehr süchtig machen und, wenn es in großen Mengen konsumiert wird, zur adrenalen Erschöpfung führen. Wenn Sie den Kaffeegeschmack ohne Suchtmittel haben möchten, probieren Sie Tee aus gerösteten Löwenzahnwurzeln oder Chicoree. Auch Kräutertees oder frische Zitronen- und Ingwertees sind prima Alternativen zu Kaffee. Zudem helfen sie beim Abnehmen und stärken das Immunsystem.

Wenn Sie noch nicht bereit sind, die morgendliche Tasse Kaffee aufzugeben, stellen Sie sicher, dass Sie gut hydriert bleiben, und verwenden Sie nach Möglichkeit Kaffeebohnen aus biologischem Anbau und Bio-Milch. Ersetzen Sie außerdem künstliche Süßstoffe und weißen Zucker durch natürlichere Alternativen wie zum Beispiel Stevia, ein natürliches Kraut, das außerdem einen länger anhaltenden Geschmack als Zucker bietet.

„Es gibt jetzt schon Diätgetränke mit Stevia", sagt Christiane Northrup, M.D., „was sehr schön ist. Sie haben null Zucker und das funktioniert. Ich freue mich wirklich sehr, dass die Industrie sich weiterentwickelt und sich nun bemüht, uns Alternativen zu bieten, die gesund sind."

Als schnellen Durstlöscher pressen Sie eine halbe Zitrone in ein Glas Wasser, fügen Sie eine Prise von naturbelassenem Meersalz dazu und raffeln Sie eine fingerspitzengroße Portion Ingwerwurzel hinein. So haben Sie ruckzuck ein erfrischendes und gesundes Glas Limonade, das Sie an heißen Tagen kühl hält und Ihrem Körper gleichzeitig Nährstoffe zuführt sowie Entgiftungsprozesse unterstützt.

Wenn Ihnen das Sprudeln der Sprudelgetränke fehlt, fügen Sie einem Glas Mineralwasser mit Kohlensäure einen Teelöffel Apfelessig – was ein kraftvolles Probiotikum ist – und einen Spritzer Zitronensaft hinzu. Das ist ein tolles Getränk, wenn Sie Gäste zum Abendessen haben.

Vergleich der Gesundheitswirkung von Getränken

WENIGER GESUND	Diätsprudelgetränke
	Sprudelgetränke
	Sportgetränke mit Geschmackstoffen
	Vitamingetränke
	Pasteurisierte Fruchtsäfte in Flaschen
	Kaffee
	Leitungswasser (enthält oft Fluor und andere Verunreinigungen)
	Natürlich fermentierter Kombucha-Tee
	Frisch gepresste Gemüse- und Obstsäfte
	Kräutertees
	Gefiltertes Wasser
GESÜNDER	Quellwasser aus Naturquelle

Das Magere an Milch

Nach althergebrachter Meinung ist Milch gut für den Körper. Das mag vielleicht so sein, doch es kommt wirklich auf die Art von Milch an, die Sie trinken, und auch auf Ihre Fähigkeit, sie zu verdauen. Ich spreche jetzt nicht speziell von Magermilch oder Vollmilch. Der größte Teil der Milch, die wir in unseren Supermärkten finden, ist das Nebenprodukt von modernen – und alles andere als gesunden – Fütterungs- und Zuchtpraktiken der Milchviehindustrie. Statt Kühe natürlich auf Weiden grasen zu lassen, sperren viele Milchbauern ihr Vieh in Betonställe und verteilen genetisch modifiziertes, nicht biologisch angebautes Futter – Soja, Mais, Weizen, Heu und Molasse –, das Kühe von Natur aus nicht gut verdauen können. Zudem injizieren viele Bauern ihren Kühen Hormone, um den

Wachstumsprozess zu beschleunigen und die Milchproduktion zu erhöhen. Viele Kühe werden krank, was oft an ihrer unnatürlichen Ernährung und der Stallhaltung liegt, und bekommen dann Antibiotika verabreicht, um gesund genug für eine regelmäßige Milchproduktion zu bleiben. Es ist unvermeidbar, dass Spuren dieser Hormone und Antibiotika in ihrer Milch enden.

Dann wird die Milch pasteurisiert. Dadurch können schädliche Bakterien und Pathogene abgetötet werden, die sich in kommerziell hergestellter Milch befinden. Es zerstört aber auch viele Nährstoffe und wertvolle natürliche Enzyme wie Laktase und Galaktase, die dem menschlichen Körper helfen, die Laktose und das Kalzium besser zu verdauen.

David Wolfe schreibt in seinem Buch Eating for Beauty: „Milchprodukte sind mit ihrem hohen Gehalt an alkalischen Mineralien gesund, SOFERN Sie in der Lage sind, sie zu verdauen. Dieses SOFERN ist groß geschrieben, da nicht viele Menschen die Enzyme und Darmbakterien haben, die nötig sind, um Milchprodukte zu verdauen. Pasteurisierte Kuhmilch und daraus hergestellter Käse bilden eine schleimige Masse, da die Pasteurisierung die guten probiotischen Kulturen zerstört, die uns auf natürliche Weise helfen, die Milch zu zersetzen und die Mineralien zu extrahieren.

Joghurt wird pasteurisiert und dann mit Kulturen versetzt; er enthält also einige probiotische Kulturen, die ihn leichter verdaulich machen. Kefir ist in der Regel nicht pasteurisiert und enthält daher unter allen Milchprodukten die größte Menge an guten probiotischen Kulturen", sagt Wolfe. „Nicht pasteurisierte Ziegenmilch, Ziegenkäse und Ziegenkefir sind noch leichter verdaulich, enthalten höhere Mengen von alkalischen Mineralien und sind der menschlichen Milch in ihrer Zusammensetzung ähnlicher."

Die Gesundheitswirkung von Milchprodukten

WENIGER GESUND	Konventionelle ultrahocherhitzte Milch oder Milchpulver
↓	Konventionelle pasteurisierte und homogenisierte Milch
	Pasteurisierte und homogenisierte Bio-Milch
	Bio-Milch von Kühen aus Weidehaltung oder Ziegenmilch
GESÜNDER	Kefir aus Bio-Kuhmilch od. Ziegenmilch (Milch mit Kulturen)

Hinweis: Gesunde Alternativen nicht tierischen Ursprungs, Milch in ihrer Zusammensetzung nicht pasteurisiert und Nussmilch (Seite 144) sowie Hanfsamen-, Hafer- und Reismilch.

KAPITEL FÜNF

Du bist, was du denkst

Emotionales Essen und Heißhunger aufgrund von Kindheitserinnerungen

Vicent Felitti, M.D., Leiter der Abteilung für Präventivmedizin am Kaiser Permanente in San Diego, stellte 1992 fest, dass einige seiner Patienten das Adipositas-Programm von Kaiser nicht abschlossen. Felitti fiel auf, dass diese Patienten nicht deshalb aufgehört hatten, weil sie nicht abgenommen hatten. Was war los? Warum brachen diese Patienten ab? Um Antworten auf diese Fragen zu finden, führte Felitti ein Forschungsprogramm durch. Bei dieser Studie – die als die Studie zu negativen Kindheitserinnerungen (Study on Adverse Childhood Experiences, ACE) weltbekannt wurde – entdeckte Felitti, dass viele der Abbrecher in ihrer Kindheit misshandelt oder vernachlässigt worden waren. Er folgerte daraus, dass diese Kindheitserinnerungen weiterhin Einfluss auf die Gesundheit und das Wohlbefinden seiner Patienten hatten, selbst dann, wenn diese Erlebnisse schon mehr als fünfzig Jahre zurücklagen.

„Seine Schlussfolgerung war“, sagt Christiane Northrup, M.D., „dass die Adipositas hier nicht das Problem war. Sie war die Lösung. Adipositas ist eine Lösung für chronischen Stress. Für viele Menschen ist sie eine Lösung für sexuelle Misshandlung, für gestörte Familienverhältnisse und für andere persönliche Traumata. Wenn wir zu viel essen, ist das oft ein Anzeichen dafür, dass wir uns mit einem uns bekannten – oder unbekannten – Problem beschäftigen oder unter Stress stehen. Und wenn wir uns dann überessen, greifen wir in der Regel genau nach den Nahrungsmitteln, die wir als Kinder gegessen haben, nach Nahrungsmitteln, die vollgepackt mit Zucker und leeren Kalorien sind, die aber aus dem einen oder anderen Grund uns versöhnen. Die emotionalen Essgewohnheiten, die wir als Erwachsene annehmen, wurzeln in einem tiefen Verlangen, das wir aus unserer Kindheit zurückbehalten haben.

„Es geht nicht nur um das, was du aufisst", sagt Kris Carr. „Es geht auch um das, was dich auffrisst. Wenn Menschen gestresst oder traurig sind, wenden sie sich oft dem Essen zu, um sich ein Wohlgefühl zu verschaffen, und dann sind es besonders die Nahrungsmittel, mit denen sie aufgewachsen sind: Hackfleischbraten mit Kartoffelpüree, Kuchen, Plätzchen – all jene Dinge, die sie gegessen haben oder die ihre Mutter für sie zubereitet hat. Diese Speisen oder Nahrungsmittel erinnern uns an eine Zeit, in der wir umsorgt und ernährt wurden."

Diese Art von emotionalem Essen ist laut Jon Gabriel extrem weit verbreitet. „Ich habe mit vielen Menschen gesprochen, die ihr ganzes Leben lang übergewichtig waren, und ich frage sie immer: Wann hat es begonnen? Eine typische Antwort: Als ich vier Jahre alt war. Ich frage: Was ist denn geschehen, als Sie vier Jahre alt waren? Und sie sagen: Mein Vater war Alkoholiker und hat mich geschlagen. Oder: Wir sind in ein anderes Land gezogen und ich hatte große Angst. Solche Geschichten höre ich laufend."

Diese Arten von mentalem oder emotionalem Stress lassen den Körper glauben, er wäre einem Angriff ausgesetzt. Und wie schon erwähnt, will sich der Körper sofort schützen, wenn er sich in Gefahr sieht, denn das ist seine Natur. „Gewichtszunahme kann durch spezifische Arten von Stress bedingt sein, die man normalerweise nicht damit in Verbindung bringt", sagt Gabriel. „Zu wenig Schlaf, Dehydrierung, mentaler und emotionaler Stress, Stress im Straßenverkehr, Sorge um den Arbeitsplatz, Abneigung gegen den Chef oder Schwierigkeiten, seine Rechnungen oder seine Kreditkartenschulden zu zahlen – all diese Arten von Stress führen zu chemischen Reaktionen in Ihrem Körper, die im Grunde genau dem Stress entsprechen, der durch eine Hungersnot ausgelöst wird. Wenn die Chemie dieselbe ist wie bei einer Hungersnot, wird Ihr Körper Gewicht zulegen, um Sie vor dem Stress in Ihrem Leben zu schützen. Er weiß nicht, was er sonst tun könnte.

Wir ärgern uns manchmal über unseren Körper, weil wir glauben, er wolle uns sabotieren oder er habe es darauf abgesehen, uns zu ärgern. Das ist nicht der Fall. Gewichtszunahme ist ein Schutzmechanismus. Nichts weiter."

Sobald wir begreifen, dass eine plötzliche Gewichtszunahme oft das Ergebnis des Schutzbemühens des Körpers ist, können wir beginnen, diesen Mechanismus außer Kraft zu setzen, indem wir uns mit den konkreten Stresseinwirkungen in unserem Leben beschäftigen.

„Schauen Sie, in welchem Bereich Ihres Lebens Sie unzufrieden sind", schlägt Carr vor. „Sind Sie beruflich in einer Sackgasse gelandet? Sind Sie mit jemandem verheiratet, der Sie wie Dreck behandelt? Ersticken Sie unter zu viel Druck in Ihrem Leben? Haben Sie Erinnerungen an traumatische oder dramatische Erlebnisse, die bewältigt werden müssen? Gibt es irgendetwas, was noch abzuschließen ist, weil es Sie sonst an Ihrer Weiterentwicklung behindert und Sie letztendlich dazu veranlasst, die falsche Nahrung zu sich zu nehmen?

Einer der besten Ratschläge, den ich je von einem spirituellen Lehrer erhalten habe, lautete: Wenn du dich ärgerst, iss nicht. Ich glaube, dieser Rat ist sehr wichtig, denn wenn wir uns ärgern und wütend sind, nehmen wir nicht wahr, ob wir satt oder hungrig sind. Wir versuchen dann nur, eine Leere zu füllen, die man nicht mit Essen füllen kann."

Stress und Stressbewältigung

Wenn Sie unter Stress stehen, produziert Ihr Körper Hormone, die man Cortisol und Epinephrin nennt. Das Vorhandensein von Cortisol und Epinephrin, vor allem in übermäßigen Mengen, kann Ihren Körper davon abhalten, Fett zu verarbeiten. „Wenn Sie jemanden kennen, der Steroidmedikamente wie etwa Prednison nimmt, wissen Sie, dass er anfangs sofort 10 oder 15 Kilo zugenommen hat, egal, wie er sich ernährt", sagt Dr. Northrup. „So wurde dokumentiert, dass schon der bloße Anblick eines Krapfens Ihren Metabolismus verändert, wenn Ihr Stress-Cortisolspiegel hoch genug ist."

„So wurde dokumentiert, dass schon der bloße Anblick eines Krapfens Ihren Metabolismus verändert, wenn Ihr Stress-Cortisolspiegel hoch genug ist."

—DR. CHRISTIANE NORTHRUP

DREI EINFACHE SCHRITTE ZUR STRESSBEWÄLTIGUNG

1. **Tiefer Schlaf**
   Gehen Sie zeitig ins Bett, verdunkeln Sie den Raum, schalten Sie alle elektrischen Geräte ab und sorgen Sie dafür, dass von draußen möglich wenig Lärm eindringt.

2. **Bewegung**
   Gehen Sie an der frischen Luft spazieren und atmen Sie tief in den Bauch hinein, sodass sich beim Atmen Ihre Bauchdecke bewegt. Das bringt Sauerstoff in Ihre Zellen und trägt dazu bei, dass sich Ihr Körper entspannt.

3. **Lachen**
   Sehen Sie sich lustige Filme an, lesen Sie ein Buch, das Sie zum Lachen bringt, verbringen Sie Zeit mit Freunden, mit denen Sie kichern können – tun Sie alles, was Ihnen eine gute Laune verschafft.

„Stress führt auch zu stärkeren Flüssigkeitsansammlungen", fährt Dr. Northrup fort. „Ich nenne das die flüssigen Pfunde. Wenn Sie unter Stress stehen und nur drei oder vier Stunden pro Nacht schlafen, werden Sie allein dadurch ein Kilo zunehmen. Sie sollten sich um jene flüssigen Pfunde kümmern, bevor sie sich in echte Pfunde verwandeln, was sie letztendlich mit Sicherheit tun werden."

Die einfachste und effektivste Weise, um Stresshormone abzubauen, ist tiefer Schlaf. Ein guter Nachtschlaf wird überschüssiges Cortisol und Epinephrin besser metabolisieren, d. h. abbauen, als jede andere Maßnahme.

Auch körperliche Betätigung hilft dem Körper, diese Stresshormone abzubauen. Dazu braucht man nur drei oder vier Mal pro Woche einen Spaziergang machen. „Wenn Sie Gewichte heben oder einfach nur einen langen Spaziergang machen", sagt Dr. Northrup, „erhöht sich der Spiegel all jener Wohlfühlhormone, die man sich sonst mit Zucker zu verschaffen sucht, und das ist ein echtes Antidepressivum für leichte bis mäßige Depressionen. Ich finde das ganz toll. Sie brauchen nur hinauszugehen und sich an der frischen Luft zu bewegen und Sie wissen, dass Sie sich gleich viel besser fühlen werden."

„Alles, was durch und durch erfreulich ist, wird Stresshormone abbauen", fährt Dr. Northrup fort. „Lachen verringert sie enorm; außerdem haben klinische Studien nachgewiesen, dass Lachen auch das Immunsystem stärkt und Schmerzen verringert. Ich empfehle, dass Sie immer ein paar lustige Filme im Haus haben sollten."

Visualisierung

Es ist fast unmöglich, abzunehmen oder Ihren Körper zu verändern, wenn Sie sich den Körper, den Sie haben wollen, nicht einmal vorstellen können. Manchen Menschen fällt es schwer, das zu begreifen, aber überlegen Sie mal: Können Sie Ihr Wohnzimmer oder Ihr Schlafzimmer umgestalten, wenn Sie nicht wissen, welche Art von Möbeln Sie wollen oder mit welcher Farbe Sie die Wände streichen möchten? Der erste Schritt besteht darin, sich den Raum vorzustellen. Der zweite Schritt besteht darin, diese Vorstellung zu verwirklichen.

Dasselbe gilt für Diäten und Gewichtsabnahme. Visualisierung ist ein wichtiger Teil des Prozesses.

„Viele Menschen sehen sich meine Vorher- und Nachher-Bilder an", sagt Jon Gabriel, Autor des Buches The Gabriel Method, „und wundern sich, wie ich so viel Gewicht ohne einen chirurgischen Eingriff loswerden konnte. Ich kann Ihnen sagen, dass der Körper, den ich jetzt habe, genau der Körper ist, den ich mir vorgestellt habe, als ich noch 100 Kilo zu viel wog. Das ist kein Zufall."

Laut Gabriel ist Visualisierung eine Sprache, die man nutzen kann, um mit seinem Unterbewusstsein zu kommunizieren, dem unbewussten Teil Ihres Gehirns, der Ihren Körper wissen lässt, dass es an der Zeit ist, abzunehmen. „Sie können sich nicht mit jemandem unterhalten, der Ihre Sprache nicht spricht. Sagen wir mal, Sie müssen in einem fremden Land zur Toilette. Sie könnten tausend Leute fragen, wo die Toilette ist, aber keiner würde es Ihnen sagen, weil niemand versteht, wonach Sie

> **„Was auch immer Sie in Ihrem Geist manifestieren es ist genau das was Sie in Ihrem Leben erleben werden"**
>
> —Tony Robbins

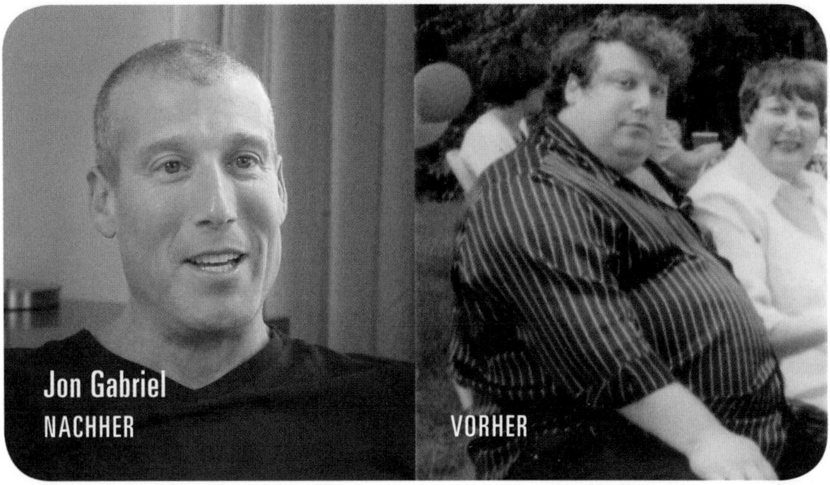

fragen. Doch wenn Sie ein Bild von einer Toilette auf eine Serviette zeichnen, wissen die Leute sofort, was Sie meinen. Visualisierung oder, anders ausgedrückt, Symbole sind in diesem Fall eine Universalsprache für Menschen, die verschiedene Sprachen sprechen. Nun, Ihr Körper spricht Ihre Sprache auch nicht. Doch er kann ein Bild erkennen."

Um Ihrem Körper zu helfen zu verstehen, welche Körperform Sie sich wünschen, empfiehlt Gabriel, ein Bild von einem solchen Körper zu finden. Es kann ein Bild von Ihnen selbst sein, das Sie zu einem Zeitpunkt zeigt, als Sie noch besser in Form waren, oder es kann das Bild einer anderen Person sein. Das spielt keine Rolle. Sie müssen es sich nur ansehen. „Betrachten Sie das Bild einfach dreißig Sekunden lang mit Ihrem Geist", sagt er. „Betrachten Sie es nicht mit Ihren Augen. Sehen Sie durch das Bild hindurch, damit Ihr Unterbewusstsein es dreißig Sekunden lang in sich aufnehmen kann. Dann schließen Sie die Augen, sehen Sie sich selbst und fühlen Sie sich selbst in diesem Körper; stellen Sie sich vor, dass Sie in diesem Körper sind, wie Sie in diesem Körper am Strand entlanggehen – was auch immer Ihnen in den Sinn kommt."

Schließlich wird Ihr Unterbewusstsein beginnen zu verstehen, was Sie wollen. Es wird beginnen, nach einer Lösung zu suchen, wie es den

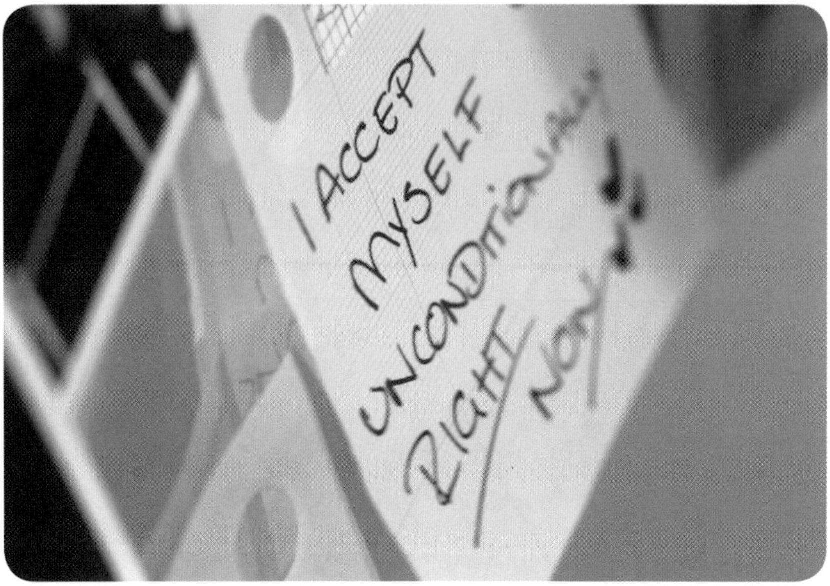

inneren Stress beruhigen kann, der zu der Gewichtszunahme geführt hat. „Ihr Unterbewusstsein wird verstehen, dass es all dieses Fett nicht braucht“, sagt Gabriel. „Es wird verstehen, dass es an diesem Fett nicht wegen irgendeiner imaginären Hungersnot oder eines Traumas festhalten muss. Es wird allmählich erkennen, dass es diese Stresseinwirkungen missverstanden hat, denn es hatte nie gelernt, was es mit dem Stress des modernen Lebens tun soll. >Soll ich Fett anlegen? Soll ich Fett abbauen? Wie schütze ich diesen ängstlichen Menschen?< Normalerweise würde es Fett speichern. Doch wenn Sie mit Ihrem Unterbewusstsein kommunizieren, können Sie ihm mitteilen, dass Sie das nicht brauchen, und es wird seine Fettaufbauprogramme abschalten. Und ab dem Punkt beginnt sich alles zu ändern.“

Visualisierung hilft beim Abnehmen, sie verhält sich im Prinzip wie ein Muskel und wird durch regelmäßige Übung stärker. Machen Sie sich das Visualisieren zur Gewohnheit. Während Sie Ihren alltäglichen Aufgaben nachgehen, sehen Sie sich dabei in dem Körper, den Sie sich wünschen. „Wenn Sie zur Arbeit gehen oder an Ihrem Schreibtisch sitzen,

„Wenn wir eine grassierende Epidemie der Eigenliebe hätten, würden die Kosten unseres Gesundheitswesens drastisch sinken."

—DR. CHRISTIANE NORTHRUP

stellen Sie sich einfach vor, dass Ihr Körper eine perfekte Figur hat. Ihr Unterbewusstsein wird darauf reagieren."

Die besten Tageszeiten, um sich im Visualisieren zu üben, sind morgens gleich nach dem Aufwachen und abends unmittelbar vor dem Einschlafen. Zu diesen Zeiten ist Ihr Geist am entspanntesten und Sie können leicht zu Ihrem Unterbewusstsein Zugang finden.

Sie können unter www.HungryForChange.tv/bonuses eine kostenlose MP3 von Jon Gabriel mit seiner abendlichen Visualisierungsübung herunterladen. (auf Englisch)

Das Wort mit fünf Buchstaben

Leider stehen viele von uns mit dem falschen Bein zuerst auf. Wenn wir aus der Duschkabine steigen, schauen wir in den Spiegel und sehen alle unsere kleinen und nicht so kleinen Fehler. Die Haut ist fleckig.

„Ich bin von Natur ein Händler von Worten, und Worte sind die kraftvollste Droge die der Menschheit bekannt ist."

—Rudyard Kipling, 1865–1936

Die Arme sind wabblig. Der Bauch steht viel zu weit hervor oder sackt zu tief hinab. Was geschieht dann? Wir verbringen den Rest des Tages damit, uns selbst zu bemitleiden oder uns wegen all der Dinge, die wir für schlecht halten, Vorwürfe zu machen. „Wie konnte ich es nur soweit kommen lassen?", denken wir. „Wie könnte mich jemals jemand attraktiv finden?", fragen wir uns. „Ich bin keiner Liebe oder Aufmerksamkeit wert", reden wir uns ein.

Würden wir uns gern mit einem Menschen abgeben, der solche Sachen jeden Tag in unser Ohr flüstert? Natürlich nicht. Und dennoch tun wir uns das ständig selbst an, manchmal sogar in jeder Minute des Tages. „Ich weiß nicht, was Sie davon halten, aber ich würde es mit so einem Menschen keine fünf Minuten lang aushalten", sagt Joe Cross, Regisseur des Filmes Fat, Sick, and Nearly Dead. „Und dennoch erlauben wir es uns, uns das selbst anzutun."

Solche Gedanken verhindern laut Dr. Christiane Northrup, dass wir bekommen, was wir uns wünschen, oder dass wir uns so fühlen, wie wir es gern hätten – und wie wir es verdienen, uns zu fühlen. „Ich glaube, dass das Konzept, sich selbst zu lieben, der Schlüssel zu all dem ist", sagt sie. „Ohne Eigenliebe wird nichts auf Dauer erzielbar sein. Louise Hay von Hay House hat eine wirklich wunderbare Praktik, die ich meinen Patienten schon seit Jahren verschreibe. Ich sage ihnen, sie sollen sich diese Worte auf ein Stück Papier schreiben, sich den Zettel auf ihren Spiegel kleben und zweimal täglich, morgens und abends, laut wiederholen: >Ich akzeptiere mich in diesem Moment bedingungslos.< Wenn Sie das 30 Tage lang tun, wird sich um den 28. Tag etwas in Ihnen verschieben und Sie werden beginnen, diese Worte zu glauben, denn Sie setzen damit eine neue Affirmation."

Genauso wie Sie die Visualisierung regelmäßig praktizieren sollten, damit sie wirkt, müssen Sie persönliche Affirmationen auch möglichst oft laut aussprechen, damit diese Gedanken Wurzeln fassen können. Je öfter Sie diese ermutigenden, das Selbstwertgefühl steigernden Worte hören, umso mehr werden Sie sie glauben. Je mehr Sie sie glauben, umso gesünder werden Sie.

„Ich möchte Ihnen aus meiner Sicht als Ärztin erklären, was Eigenliebe tut", sagt Dr. Northrup. „Sie verbessert Ihr Hör- und Sehvermögen. Sie verringert Ihren Blutdruck. Sie erhöht die Lungenfunktion und die Herzleistung. Sie unterstützt den Aufbau von Muskeln. Wenn wir eine grassierende Epidemie der Eigenliebe hätten, würden die Kosten unseres Gesundheitswesens drastisch sinken. Das ist nicht nur irgendeine exzentrische New-Age-Idee. Das ist Hardcore-Wissenschaft.

Gesundheitsprofil

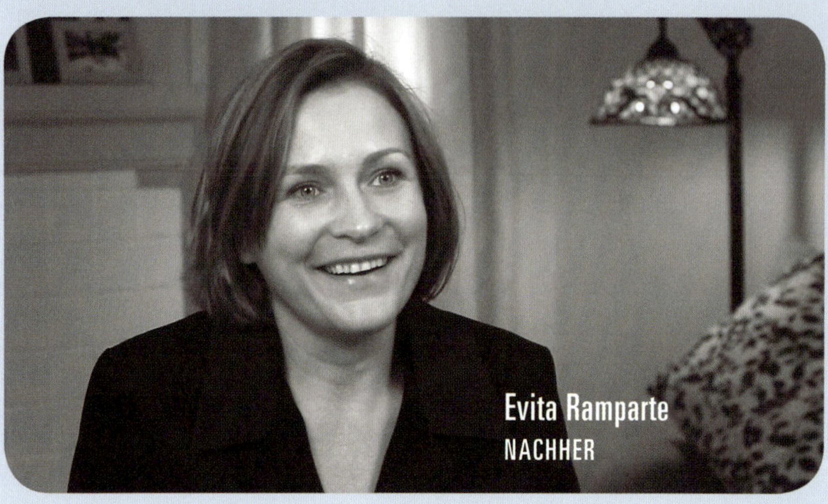

Evita Ramparte
NACHHER

Ich bin in Polen aufgewachsen. Meine Familie und ich haben immer viele Würste und Piroggen gegessen, traditionelle polnische Gerichte, die allesamt sehr fettig sind. Als der Kommunismus in Polen zugrundeging, begannen wir, amerikanische Nahrungsmittel zu essen, wie Pizza, Fastfood und Kartoffelchips. Wir hatten keine Ahnung von gesunder Ernährung und was man essen sollte und was nicht. Niemand hat uns je gesagt, dass Fastfood schlecht für uns war. Als ich ein junges Mädchen war, war ich übergewichtig. Ich war schüchtern und chronisch depressiv. Mein Gesicht sah fleckig aus. Ich hatte eine schreckliche Haut. Die Schule fand ich enorm stressvoll. Ich fühlte mich wie eine Kugel, ein großes rundes Ding, das in ein Viereck gepresst wurde, und ich wollte hineinpassen. Und das gefiel mir nicht. Beim Turnunterricht war ich immer die Letzte. Wenn wir laufen oder sprinten sollten, zeigten die Schüler aus meiner Klasse mit dem Finger auf mich und lachten mich aus. Sie sagten, ich würde nicht laufen, sondern rollen. Als ich ein Teenager war, beachtete mich niemand. Ich konnte nie die Aufmerksamkeit der Jungs gewinnen, denn sie wurden von meinen Freundinnen weggeschnappt. Sie schauten mich nie genauer an.

Später, als ich endlich heiratete, war ich immer noch depressiv; ich hatte eine giftige geistige Einstellung. Ich fühlte mich nicht ausgefüllt und meine Ehe war nicht glücklich. Ich war süchtig nach Zucker und Kaffee. Wenn ich morgens *aufwachte und meine Augen öffnete, machte ich mir sofort eine sehr starke Tasse Kaffee, weil ich sonst nicht richtig wach werden konnte. Am liebsten wäre ich im Bett geblieben. Ich brauchte bestimmte Arten von Nahrungsmitteln, um geistig wach zu bleiben, aber ich hatte immer das Gefühl, als befände sich meine Energie auf einer Abwärtsspirale. Das Leben machte einfach keinen Spaß. Ich fühlte mich, als wäre ich in eine Decke mit drei Löchern gewickelt – zwei zum Fernsehen und eines zum Essen. Der einzige Spaß, den ich hatte, war, anderen Leuten im Fernsehen zuzusehen, wie sie Spaß hatten. Es war, als säße ich in einem Zug und das Leben würde am Fenster vorbeiziehen. Ich erinnere mich, wie ich mir manchmal wünschte, der Zug würde anhalten. Bitte, lasst mich aussteigen. Wenn das Leben heißt, will ich lieber aussteigen.*

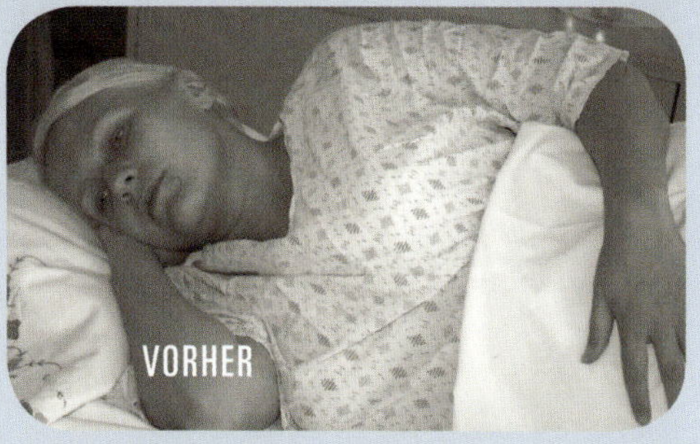

Bevor alles besser wurde, wurde es zuerst schlimmer. Bei mir wurde Eierstockkrebs diagnostiziert – und ich nutzte meine Krankheit als eine Gelegenheit, mich zu ändern. Ich beschloss, ein Experiment zu wagen, denn ich kämpfte um mein Leben. Was hatte ich denn sonst zu verlieren? Was, wenn es funktionierte? Also ging ich zum Bauernmarkt und kaufte eine Menge Gemüse: Rüben und Grünkohl und alle möglichen anderen Sachen. Anfangs sahen diese Gemüsesorten überhaupt nicht attraktiv für mich aus, aber ich hielt drei Tage an ihnen fest. Alles, was ich tat, war, Säfte zuzubereiten, und ich machte Einläufe, um meinen Körper von all dem Zucker, Koffein und den Chemikalien zu entgiften. Nach drei Tagen hatte ich etwa acht Kilo abgenommen und meine Haut klärte sich zum ersten Mal in meinem Leben. Es war auch das erste Mal, dass ich auf natürliche Weise Gewicht abgenommen hatte. Vorher hatte ich eine Menge von Programmen zur Gewichtsreduktion mitgemacht, aber sie hatten nie funktioniert. Doch nach der Reinigung und drei Tagen Säfte trinken wurden meine Hosen locker, meine Zunge begann auf das Gemüse und die Avocados zu reagieren und ich entdeckte eine ganz neue Palette von Geschmäckern, von natürlichen Geschmacksnoten, die ich vorher nie gekostet hatte. Ich fühle mich wie neu geboren.

Ich begann mich langsam körperlich zu heilen. Innerhalb von vier Monaten war mein Krebs weg und ich hatte 41 Kilo abgenommen. Meine Freunde erkannten mich kaum wieder. Ich war wie ein Schmetterling, der aus seinem Kokon geschlüpft war.

Nach meiner Heilung entdeckte ich meine natürliche Schönheit. Ich entdeckte meinen Körper und begann mich zu bewegen, und ich empfand viel Freude, wenn ich Sport trieb. Wenn du dich um dich selbst kümmerst, geschieht etwas Wunderbares. Du entdeckst, wie wertvoll du bist. Du verliebst dich in dich selbst und diese Liebe strahlt von dir aus und springt auf andere über. Du gibst dir die Erlaubnis, so zu leben, wie du es willst.

> **Evita Ramparte ist eine führende Journalistin im Gesundheitsbereich, ganzheitlicher Coach und Medienproduzentin. Sie hat ihre Gesundheit nach einer Eierstockkrebsdiagnose im Jahr 2000 mit Saftzubereitung und einer pflanzlichen Ernährung transformiert. Sie ist von MTV Europe und der Zeitschrift Cosmopolitan interviewt worden und sie ermutigt Menschen, ihre eigene Gesundheit zu entwickeln. Ihre Website ist www.evitaramparte.com.**

Gesundheitsprofil

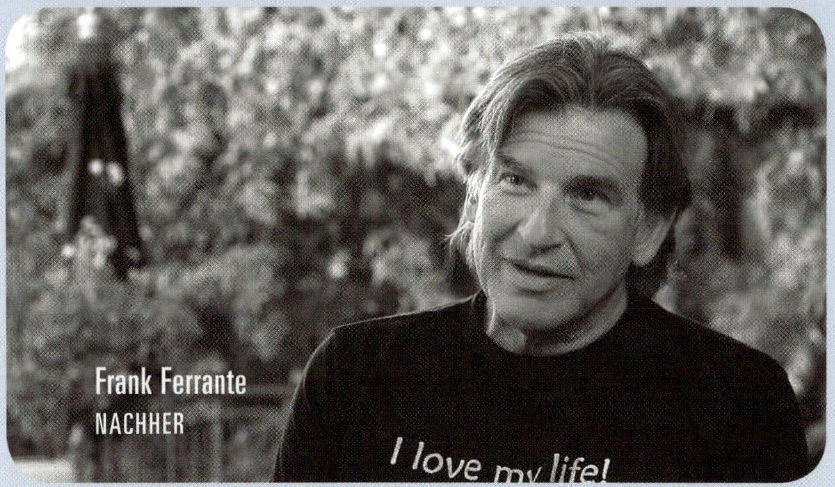

In den 1990ern wurde bei mir Hepatitis C diagnostiziert. Ich hatte begonnen, mit jemandem auszugehen, und wir hatten beschlossen, uns auf HIV und andere sexuell übertragbare Krankheiten untersuchen zu lassen. Zunächst kam der Test sauber zurück, was mich ehrlich gesagt überraschte, denn ich war vorher ein Alkoholiker und Drogensüchtiger gewesen und Vorsicht war damals nicht gerade meine starke Seite. Zwei Wochen später rief mich das Krankenhaus jedoch an und teilte mir mit, dass ihnen ein Fehler unterlaufen war. Ich hatte Hepatitis C. Das traf mich wirklich schwer. Statt mich jedoch wieder den Drogen und dem Alkohol zuzuwenden, begann ich, Nahrungsmittel zu nutzen. Es ging schrittweise voran. Vorher war es wie Selbstmord auf Raten. Ich hatte mich selbst zerstört. Ich war mir dessen natürlich nicht wirklich bewusst gewesen. So etwas ist nicht wie ein Schuss Wodka, denn wenn ich mich zuvor unwohl gefühlt hatte, hatte ich immer bewusst daran gedacht, mir einen Drink zu holen. Eine Esssucht ist viel heimtückischer. Sie schleicht sich an dich ran, viel stärker als Alkohol, denn jeder isst und viele Leute sind übergewichtig und es gibt viele, die so aussehen wie du und dasselbe tun, was du auch tust. Ich wurde depressiv und ließ mich immer mehr gehen. Als mir dann klar wurde, wie sehr ich mich hatte gehen lassen, war ich über mich selbst entsetzt.

Menschen, die selbst nie übergewichtig waren, haben keine Ahnung, wie es ist, Adipositas zu haben. Fettleibig zu sein hat sehr viele Aspekte, die sich aufs Gemüt legen. Jeder davon wirkt sich auf jeden Bereich deines Lebens aus, vom Selbstbewusstsein über das emotionale Wohlbefinden bis hin zu Garderobe und Hygiene. Bevor ich abnahm, wog ich über 150 Kilo. Wenn ich morgens aufwachte, war ich mir sofort meines Körpers bewusst, und mir war bewusst, dass ich ihn nicht mochte. Wenn man so übergewichtig ist, fühlt man sich übersehen und überhört. Niemand will mit dir etwas zu tun haben. Ob Sie es glauben oder nicht – ich läutete manchmal selbst an meiner eigenen Türklingel, um zu hören, wie es sich anhören würde, falls jemals ein Besucher vorbeikäme. Zumindest schien der Tod eine willkommene Aussicht zu sein. Ich hatte keine Selbstmordabsicht, aber ich hatte gelegentlich düstere Gedanken über den Tod. So Gedanken wie: „Ach, schalt mich einfach aus. Drück auf den Knopf, dreh den Schalter auf Aus. Ich bin bereit für den großen Schlag, Mann." Mein Kopf war mit all den Stimmen gefüllt, die mir sagten, dass ich wertlos war. Dass ich ein Schleimer oder ein Schwein war. Dass mich nie jemand lieben würde. Die Tiefe meines Selbstmitleids war bodenlos.

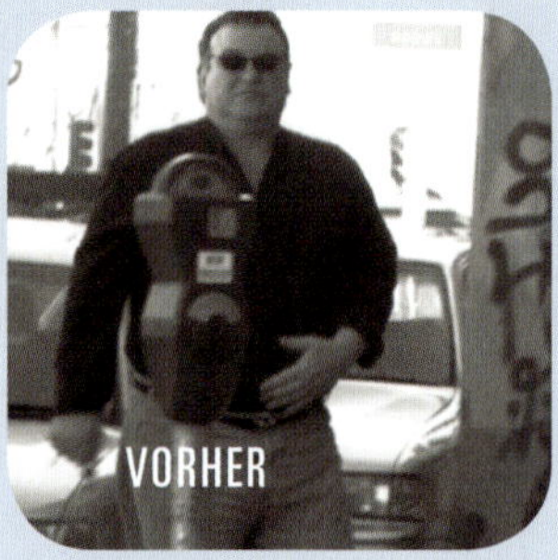
VORHER

Doch dann kam diese Sache. Der letzte Akt von geistiger Klarheit und Verantwortungsgefühl verlangt, sich um sich selber zu kümmern.

Schließlich ließ ich mich von einer Gruppe von Leuten, die mir helfen wollten, mein Leben zu ändern, überreden, rohes Gemüse zu essen. Was wusste ich über rohes Gemüse? Ich konnte mir nur Möhren und Sellerie mit Ranch-Dressing vorstellen. Wie konnte ich ein Veganer werden? Ich dachte, Vegan wäre ein Planet. Aber ich hielt mich dran. Nach etwa zwei Wochen bemerkte ich, dass meine Energie allmählich zurückkehrte. Die Farben sahen kräftiger aus. Mein Gang fühlte sich ein klein wenig beschwingter an.

Die größte Veränderung war allerdings meine Einstellung zu mir selbst. Als ich meine Ernährung verbesserte, begann ich, mich selbst zu mögen – wahrscheinlich das erste Mal in meinem Leben. Sie wollen aber wahrscheinlich den wichtigsten Teil hören, wie man abnimmt und sein neues Gewicht hält. Sie wollen wahrscheinlich wissen, was der entscheidende Faktor ist. Nun, dann will ich es Ihnen sagen:

Es ist zweifellos die Liebe. Die Liebe zu mir selbst und die Liebe zu anderen. Alles dreht sich um die Eigenliebe. Die Gruppe von Menschen, die mir geholfen hat, pflegte zu sagen: „Erlaube uns, dich zu lieben, bis du dich selber liebst." Als ich das zum ersten Mal hörte, wurde ich so traurig. Ich wusste gar nicht, wie wenig ich mich um mich selbst kümmerte. Jemand anderem zu erlauben, mich zu lieben, tat geradezu weh. Es war körperlich schmerzhaft. An diesem Punkt erwachte in mir der Wille. Ich war bereit, mich zu ändern. Es war nur ein kleiner Spalt, der sich da öffnete, doch, wie Leonard Cohen sagt, der Spalt ließ das Licht herein. Dieser Spalt, die Fähigkeit, mich selbst bedingungslos zu lieben, ließ das Licht herein.

› **Frank Ferrante ist Gegenstand des Dokumentarfilms May I Be Frank. Er liebt das Leben, großartiges Essen, schöne Frauen und er lacht gern. Frank war zuvor ein Drogensüchtiger, war krankhaft fettleibig, in der Vorstufe zum Diabetiker und er kämpfte gegen Hepatitis C an. May I Be Frank dokumentiert die Transformation des Lebens von Frank Ferrante. Seine Website ist mayibefrankferrante.com.**

Gesundheitsprofil

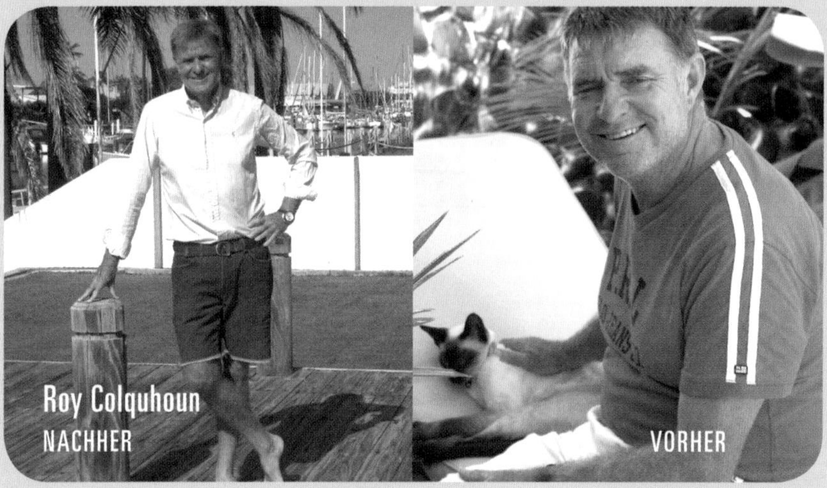

Mein Gesundheitszustand war 2002 sehr schlecht. Ich war übergewichtig. Ich konsumierte ungesunde, auf Fleisch und Milchprodukten basierende Nahrung und ich trank zu viel Alkohol. Es schien, als hätte ich ständig schlimme grippeähnliche Symptome. Was die Sache noch verschlimmerte, waren meine vielen Überstunden in meinem eigenen Unternehmen als Steuerberater und zugelassener Wirtschaftsprüfer. Mir war überhaupt nicht bewusst, dass ich mich in einem ständigen, extrem stressvollen Angriff-oder-Flucht-Zustand befand, und zwar über eine ganze Reihe von Jahren hinweg. Diese gehobene Ebene von Stress und Anspannung war für mich zum Normalzustand geworden. Ich hatte mich so an meinen Grenzzustand gewöhnt, dass ich mich gar nicht mehr erinnern konnte, wie es war, sich wohl zu fühlen.

Im Sommer 2003 erlag ich einer totalen adrenalen Erschöpfung. Mein Körper klappte buchstäblich zusammen. Danach war ich monatelang ans Bett gefesselt und zu krank, um aufzustehen. Ich dachte, ich hätte mir irgendeine seltene tropische Krankheit zugezogen. Dann stellte mein Arzt die Diagnose: chronisches Erschöpfungssyndrom. Er verschrieb mir Antidepressiva und schickte mich zu einem Psychiater. Ich stellte seine Diagnose nicht infrage. Warum sollte ich? An wen hätte ich mich denn sonst wenden sollen? Aufgrund meines eigenen beruflichen Hintergrunds war ich überzeugt, dass die Antwort auf meine ständigen gesundheitlichen Probleme von der Breitenmedizin kommen würde. Da ich entschlossen war, wieder auf die Beine zu kommen, suchte ich eine ganze Reihe von Fachärzten und anderen Schulmedizinern auf, darunter auch Psychiater und Psychologen. Sie verschrieben mir ein Cocktail von Antidepressiva, Antipsychotika, Anxiolytika (Angstlöser) und Schlaftabletten. Mein Leben war ein psychotischer Irrgarten. Ich verlor zunehmend die Kontrolle über mich. Mein Psychiater überwies mich für dreißig Tage zur Bewertung an eine psychiatrische Klinik. Nicht einmal das half. Ich wurde mit einem neuen Cocktail von verschreibungspflichtigen Medikamenten entlassen.

Schließlich musste ich mein Unternehmen verkaufen und in Ruhestand gehen. Ich fühlte mich hilflos und hoffnungslos. Nichts, was die Ärzte verschrieben, half. Ich dachte nicht, dass ich mich an jemanden anderen wenden könnte. Ich erwog Selbstmord als eine angsteinflößende, jedoch sehr reale Möglichkeit.

Das änderte sich, als mein Sohn James und meine Schwiegertochter Laurentine mit einer Grobversion ihres neuen Dokumentarfilms FOOD MATTERS an meiner Haustür klingelten. Sie sagten mir, sie würden erst wieder gehen, wenn ich wieder gesund sei. Bleibt doch, so lange ihr wollt, dachte ich mir damals. Ich werde nicht wieder gesund werden. Die besten Ärzte in Australien konnten mir nicht helfen. Wie könnten es denn mein Sohn und meine Schwiegertochter mit ihrer Ernährung voller Nährstoffe und Vitamine schaffen? Dank der nicht ganz so sanften Überzeugungskraft meiner liebenden Ehefrau Megan entschloss ich mich zögerlich, James und Laurentine eine Chance zu geben. Sie empfahlen sofort eine klinische Dosis von Vitaminen, die alle meine ärztlich verschriebenen Medikamente ersetzen sollte. Dann führten sie mich durch eine zehntägige Reinigungskur, während der ich nur rohe, pflanzliche Nahrungsmittel aß und keinen Alkohol trank.

Nachdem ich fünf Jahre lang Antidepressiva, Antipsychotika, Anxiolytika und Schlaftabletten eingenommen hatte, setzte ich sie von einem Tag auf den anderen ab und nahm stattdessen eine Wahnsinnsdosis Vitamine. Alle meine Ärzte hatten mich davor gewarnt, die Medikamente abzusetzen. Sie sagten, ich würde starke Entzugserscheinungen bekommen. Vielleicht hatte ich einfach nur Glück oder vielleicht bekam ich gerade die richtige Menge an Vitaminen, denn nach inzwischen fünf Jahren warte ich noch immer darauf, dass diese Entzugserscheinungen einsetzen.

Auf der Hülle der DVD HUNGRIG NACH VERÄNDERUNG steht: „Ihre Gesundheit liegt in Ihren Händen". Das ist nicht nur ein Marketingslogan. Es ist eine fundierte Aussage über die wunderbare Fähigkeit, dass ein Mensch sich selbst auf natürliche Weise heilen kann, ohne irgendwelche Medikamente oder chirurgischen Eingriffe. Wenn ich all die Medikamente nicht durch eine Ernährung auf pflanzlicher Basis, natürliche Nahrungsergänzungen und einige Änderungen meines Lebensstils ersetzt hätte, wäre ich, so bin ich heute überzeugt, jetzt nicht mehr am Leben. Doch ich bin hier mit meinen siebenundfünfzig Jahren und 55 Pfund leichter, als ich es in meiner größten Verzweiflung und am Tiefpunkt meiner Gesundheit war. Ich bin fitter als je zuvor und laufe jede Woche ungefähr 45 Kilometer. Ich bin wieder völlig gesund und liebe das Leben.

KAPITEL SECHS

Sich schön essen

Die Geschichte der Anziehungskraft

Jeder will gut aussehen. Und seien wir doch ehrlich: Nichts sieht besser aus als ein gesunder und fitter Mensch. Als Art sind wir so programmiert, dass wir uns zu Menschen angezogen fühlen, die gut aussehen. Warum? Weil die Menschen, die am besten aussehen, normalerweise die gesündesten sind. „Wir sind von Natur aus prädestiniert, einander gegenseitig zu reproduktiven Zwecken nach unserem Gesundheitszustand zu beurteilen", sagt Daniel Vitalis, ein Experte für traditionelle und wilde Nahrungsmittel. „Wir sehen einander an, wir sehen pralle Haut und leuchtende Augen und das wirkt sexy auf uns. Einen selbstbewussten Menschen finden wir attraktiv."

Die Haut ist gewissermaßen das Symbol der Gesundheit, denn sie ist die äußere Reflektion dessen, was unterhalb der Oberfläche vor sich geht. Nährstoffe bahnen sich ihren Weg von innen aus dem Körper heraus durch die Haut, die dem Menschen eine deutliche Ausstrahlung gibt. Daran erkennen andere instinktiv, ob dieser Mensch

DAS VITAMIN DES SONNENSCHEINS

Wenn wir unsere Haut dem Sonnenlicht aussetzen, belohnen uns unsere Körper dafür. Die UVB-Strahlen produzieren in uns Vitamin D, ein natürliches Vitamin und Hormon. Es lädt die Zellen in unserem Körper mit kraftvoller Energie auf.

Die wichtigste biologische Funktion von Vitamin D ist laut Mike Adams die Aufrechterhaltung der normalen Konzentrationen von Kalzium und Phosphor im Blut. „Vitamin D hilft bei der Aufnahme von Kalzium und trägt damit zum Aufbau von starken Knochen und Zähnen bei", sagt er. „Ohne Vitamin D werden die Knochen dünn, zerbrechlich, weich oder verformen sich."

Wenn wir die Zeit, die wir in der Sonne verbringen, wegen vermuteter Gefahren einschränken, verweigern wir unserem Körper viele wichtige Vitamine und Nährstoffe, die für eine optimale Gesundheit notwendig sind.

„Vitamin D ist auch wesentlich fürs Abnehmen", sagt Jon Gabriel, Autor des Buches The Gabriel Method. „Vitamin D schaltet die Fettaufbauprogramme unseres Körpers aus, und wenn wir zu wenig Vitamin D haben, schalten sie sich ein. Im Winter, wenn die Sonne nicht lange genug scheint, glaubt der Körper, dass nicht genug Nahrung vorhanden ist, und schaltet seine Fettaufbauprogramme ein.

Die Sonne ist die Quelle unserer Lebenskraft. Sie ist unsere Verbindung zum Leben selbst."

Es gibt zahlreiche Studien, die eine Verbindung zwischen dem vollen Sonnenlichtspektrum und Serotonin belegt haben, einem Neurotransmitter, dem man eine starke Beteiligung an Glücksgefühlen, Energie und allgemeinem Wohlbefinden zuspricht.

„Interessanterweise fördert ein Absinken von Melatonin die Produktion von Glückshormonen, unter anderem von Endorphinen und Serotonin, und man fühlt sich dann sowohl wach als auch ruhig", sagt Dr. Christiane Northrup. „Diese Transformation findet im Gehirn statt, wenn man sich mehr im Licht aufhält. Daher wird es Ihre Laune ausgesprochen verbessern, wenn Sie in den Wintermonaten an sonnigen Tagen mittags einen Spaziergang machen.

Lassen Sie also die Sonne herein, wann immer Sie können, besonders im Winter. Ein sicherer Aufenthalt an der Sonne in Verbindung mit einer regelmäßigen Dosis von Vitamin D (2.000 bis 5.000 I.E. pro Tag) wird sich das ganze Jahr über wunderbar auf Ihre Gesundheit auswirken."

eine gesunde Leber und Lunge, gesunde Nieren und ein gesundes Herz hat.

„Menschen halten nach Symmetrie Ausschau“, sagt David Wolfe, ein führender Ernährungsexperte und Autor des Buches Eating for Beauty. „Sie halten nach jemandem Ausschau, dessen Haut einen gleichmäßigen Farbton hat und nicht fleckig aussieht. Wir alle wollen Folgendes: eine tiefe, satte Hautfarbe, fülliges, glänzendes Haar, starke, glänzende Nägel und eine allgemein strahlende und lebhafte Ausstrahlung. Warum? Weil wir dann jünger und sexy aussehen, und wir nehmen diese Merkmale auch an anderen Menschen wahr. Das entspricht unserer instinktiven Definition von gesundem Aussehen und daher investiert die Schönheitsindustrie so viel Zeit und Geld in die Entwicklung von Produkten, die unsere Haut gleichmäßig erscheinen lassen.“

Leider beinhalten die meisten Hautcremes und andere Schönheitsprodukte, die ihren Anwendern sofort eine „natürlich aussehende“, strahlende Haut geben sollen, oftmals Giftstoffe und Chemikalien.

„Die Kosmetikindustrie nutzt alle möglichen Arten von synthetischen Verbindungen“, sagt Wolfe, „wie zum Beispiel Natriumlaurylsulfat und andere schäumende Inhaltstoffe für Waschmittel, Shampoos und Körperlotionen. Wir sprechen da auch von Blei-, Quecksilber- und Harnstoffverbindungen, die aus Pferdeurin hergestellt werden.“

„Die typische Hautcreme aus dem Laden beinhaltet Dutzende von möglicherweise schädlichen Giftstoffen“, sagt Mike Adams, Redakteur von NaturalNews.com, der sich für die Verbrauchergesundheit einsetzt und unlängst ein beliebtes Parfümprodukt analysieren ließ. „Es enthielt einundzwanzig verschiedene, potenziell krebserregende Chemikalien und keine davon war auf dem Etikett angegeben. Also sollte man sich fragen: Wäre es nicht besser, seine Haut durch Nahrung von innen heraus zu behandeln? Oder wollen Sie Ihre Haut lieber von außen mit Erdölchemikalien und Giftstoffen und künstlichen Duftprodukten

ZWÖLF SCHÄDLICHE INHALTSSTOFFE IN KOSMETIKA

1. Natriumlaurethsulfat und Natriumlaurylsulfat

Natriumlaurethsulfat wird in manchen schäumenden Kosmetika verwendet, zum Beispiel Shampoos, Hautreinigern und Schaumbädern. Es kann mit 1,4-Dioxan verunreinigt sein, das möglicherweise krebserregend ist.

2. Paraben, Methylparaben, Butylparaben und Propylparaben

Diese Chemikalien werden in einer Vielzahl von Kosmetika als Konservierungsstoffe verwendet. Es besteht der Verdacht, dass sie endokrine Disruptoren sind und die Fortpflanzungsfunktionen beim Mann stören.

3. Vaseline

Vaseline und andere Mineralölprodukte werden manchen Haarpflegeprodukten für mehr Glanz sowie in manchen Lippenbalsams, Lippenstiften und Feuchtigkeitsspendern als Feuchtigkeitsbarriere verwendet. Diese Inhaltsstoffe können mit polyzyklischen aromatischen Kohlenwasserstoffen verunreinigt sein, die möglicherweise krebserregend sind.

4. Kohlenteerfarbstoffe

Zu den Kohlenteerfarbstoffen gehören unter anderem P-Phenylendiamin (PPD) und Färbemittel, die mit dem Code „CI" (für Farbindex) und einer fünfstelligen Zahl (zum Beispiel CI 15510) gekennzeichnet sind. Sie werden in Haar- und anderen Färbemitteln verwendet und können mit Schwermetallen verunreinigt sein, die giftig für das Gehirn sind.

5. Butylhydroxyanisol (BHA) und Butylhydroxytoluen (BHT)

BHA und BHT werden in Feuchtigkeitsspendern als Konservierungsmittel verwendet. Sie sind vermutlich endokrine Disruptoren und möglicherweise krebserregend. Sie sind schädlich für Fische und andere Tiere.

6. Diethanolamin (DEA), Cocamid-DEA und Lauramid-DEA

Diese Amide werden in manchen cremigen und schäumenden Feuchtigkeitsspendern und Shampoos verwendet. Sie reagieren mit Nitrosaminen, die möglicherweise krebserregend sind. Sie sind schädlich für Fische und andere Tiere.

7. Dibutylphtalat

Dibutylphtalat wird in manchen Nagelpflegeprodukten als Weichmacher verwendet. Es ist vermutlich ein endokriner Disruptor und giftig für die Fortpflanzungsorgane. Es ist schädlich für Fische und andere Tiere.

8. DMDM-Hydantoin, Diazolidinylurea, Imidazolidinylurea, Methenamin, Quaternium 15 und Natriumhydroxymethylglycinat

Diese Konservierungsstoffe werden in einer Vielzahl von Kosmetika verwendet. Sie setzen langsam kleine Mengen von Formaldehyd frei, das krebserregend ist.

9. Parfüms

Manche Duftstoffe, wie sie in Parfüms verwendet werden, können Allergien und Asthma auslösen. Manche werden sogar mit Krebs und Neurotoxizität in Verbindung gebracht und sind schädlich für Fische und andere Tiere.

10. PEG-Verbindungen

PEG-Verbindungen (wie zum Beispiel PEG 60) werden in manchen kosmetischen Cremes verwendet und können mit 1,4-Dioxan verunreinigt sein, das möglicherweise krebserregend ist.

11. Siloxane: Cyclotetrasiloxan, Cyclopentasiloxan, Cyclohexasiloxan und Cyclomethikon

Siloxane werden in einer Vielzahl von Kosmetika verwendet, um die Haut weicher und glatter zu machen und mit Feuchtigkeit zu versorgen. Sie sind vermutlich endokrine Disruptoren und Cyclotetrasiloxan ist ein Reproduktionsgift. Sie sind schädlich für Fische und andere Tiere.

12. Triclosan

Triclosan wird in manchen antibakteriellen Kosmetika verwendet, zum Beispiel in Zahnpasta, Hautreinigern und Deodorants. Es besteht der Verdacht, dass Triclosan ein endokriner Disruptor ist und möglicherweise antibiotikaresistente Bakterien entwickeln kann. Es ist schädlich für Fische und andere Tiere.

Diese Informationen wurden freundlicherweise von der David-Suzuki-Stiftung zur Verfügung gestellt: www.cbc.ca/news/story/2010/10/19/suzuki-dirty-dozen.html.

bedecken, die von Ihrem Körper absorbiert werden und in Ihre Leber, Ihr Herz, Ihre Nieren und Ihr Gehirn gelangen?

Auf welche Weise wollen Sie lieber Ihre Haut pflegen? Welche Weise wird Ihnen langfristig ein besseres Aussehen geben? Welche Weise wird Sie eher sexy wirken lassen?"

„Manchmal haben Menschen Probleme mit ihrer Haut", sagt David Wolfe. „Sie haben Pickel im Gesicht, Ekzeme, Akne, Psoriasis oder andere Unannehmlichkeiten. Diese Ausschläge oder Irritationen sind äußere Anzeichen dessen, dass ihr Körper irgendwo entzündet ist und sich bemüht, sich auf jede nur mögliche Weise von Giftstoffen zu befreien." Vielen Menschen ist nicht bewusst, dass die Haut das größte Organ des Körpers ist und dass eine ihrer Hauptaufgaben darin besteht, Giftstoffe auszuscheiden.„Wir werden ständig mit Werbung bombardiert, die uns einreden will, dass Technologie uns sexy machen wird", sagt Daniel Vitalis. „Ob es nun medizinische Interventionen sind oder etwas Pharmazeutisches oder irgendeine Art von Langlebigkeitscreme mit pharmazeutischen Zusatzstoffen, die wir uns ins Gesicht schmieren. Doch die wirklichen Lösungen kommen aus der Natur. Hautpflege ist in Wirklichkeit ganz einfach.

Haut lebt von Ölen, wie Kokosnussöl und Olivenöl und anderen Speiseölen. Wir sehen das auf der ganzen Welt. Wir sehen das im antiken Rom und Griechenland, wo die Menschen Olivenöl auf ihre Haut aufgetragen haben. Wir sehen das heute in Polynesien, wo die Menschen ihre Körper mit Kokosnussöl einreiben. Es ist nicht schwer, gut und gesund auszusehen."

Schönheit ist das Ergebnis einer guten Ernährung. Verschiedene Nahrungsmittel haben verschiedene Wirkungen auf uns. Was wir in unseren Mund tun, was wir verdauen und ausscheiden und wie unsere Körper mit Giftstoffen umgehen – all das wirkt sich auf unser Aussehen aus.

„Wir können ruhig ein wenig eitel sein", sagt Dr. Northrup, „denn das ist ein sehr guter Einstiegspunkt zur gesunden Lebensweise. Ihre Haut wird besser aussehen, wenn Sie Nahrung essen, die niedrig-glykämisch ist und Ihren Blutzucker stabil hält. Ihre Haut, Ihr Haar und Ihre Nägel werden bald besser aussehen. Einer der Gründe, warum ich persönlich im Laufe der Jahre aufgehört habe, so viele Getreideprodukte und hoch-glykämische Nahrungsmittel zu essen, war, dass ich ein paar Dinge festgestellt habe. Erstens fiel mir eine Gewichtszunahme auf, jedes Jahr ein wenig mehr und jedes Jahr schwerer zurückzudämmen. Zweitens begannen bei meinen Patienten und mir die Fingernägel zu brechen, die Haare wurden brüchig und die Haut rötete sich. Wenn man sich richtig ernährt, gehen alle diese Probleme weg."

Vielen Menschen ist nicht klar, dass die gleiche Ernährung, die Diabetes und Herzkrankheiten vorbeugt, auch zu einem strahlenden Hautbild führt. Eine Ernährung, die zum Beispiel zu viele raffinierte Kohlehydrate oder stark oxidierte Nahrungsmittel enthält, wie zum Beispiel pfannengebratene oder gegrillte Gerichte, lässt uns von innen her altern.

Wenn Sie möchten, dass Ihre Haut jugendlicher aussieht, brauchen Sie laut Dr. Northrup viel Vitamin C, ein kraftvolles Antioxidans und Anti-Aging-Vitamin, und essenzielle Fettsäuren.

„Essenzielle Fettsäuren findet man in Nüssen und Samen, in Vollkorn, Eiern sowie Fisch und Geflügel guter Qualität – das sind Nahrungsmittel, die für den ganzen Körper ebenso wie für die Haut gesund sind", sagt sie. „Die typisch amerikanische Ernährung hat zu wenig gesunde Omega-3-Fette. Fischöl ist eine wunderbare Quelle von Omega-3-Fettsäuren und eine der besten Nahrungsergänzungen für die Schönheit von Haut, Haaren und Nägeln."

Gesunde vegetarische Quellen von Omega-3-Fettsäuren sind unter anderem Chia-Samen, Flachssamen und verschiedene Arten von Algen.

Man kann sich wirklich schön essen. Da körperliche Attraktivität eine äußerliche Manifestation von innerer Reinheit ist, führt die richtige Ernährung zu dem gesunden, strahlenden Aussehen, das wir uns alle so

DIE BESTEN SCHÖNHEITSMINERALIEN NACH DAVID WOLFE

Schönheitslebensmittel enthalten hohe Konzentrationen von Schwefel, Silizium, Zink, Eisen oder Mangan.

Schwefel ist, obgleich oft übersehen, in jeder Zelle des menschlichen Körpers enthalten, besonders auffallend in den Gelenken, den Haaren, der Haut und den Nägeln. Er verhilft uns zu einem klaren Gesamtbild, gesundem Haar, strahlender Haut und elastischem Gewebe. Lebensmittel mit hohem Schwefelgehalt sind unter anderem Rapunzel, Weißkohl, Grünkohl, Brokkoli, Senfblätter, Rosenkohl, Knoblauch und Meerrettich.

Siliziumreiche Lebensmittel tragen zu einer Erhöhung der Mineraldichte in den Knochen bei und können Karies, Zahnfleischbluten und Zahnfleischrückgang vorbeugen. Zu diesen Lebensmitteln gehören unter anderem Alfalfa, Römersalat, Spinat, Klettenwurzel, Radieschen, Gurken, Paprikaschoten, Tomaten und Haferflocken.

Zink verhilft zu schöner Haut und fördert das Zell- und Körperwachstum, die sexuelle Entwicklung, die Fruchtbarkeit sowie das Seh-, Geschmacks- und Riechvermögen. Zu den besten Quellen von Zink gehören Mohnsamen und Kürbiskerne, Sonnenblumenkerne, Pekan-, Cashew- und Macadamianüsse, Kokosnüsse, Spinat, Spirulina und Seegras.

Eisen transportiert in Zusammenarbeit mit dem Hämoglobin Sauerstoff durch das respiratorische System des Körpers. Eisenmangel führt zu Benommenheit und Ermüdungserscheinungen. Vegetarische eisenreiche Lebensmittel sind unter anderem Zwiebeln, Schalotten, Kirschen, Schwarzbeeren, Kohl, Petersilie, Spinat und die meisten dunkelgrünen Blattgemüsesorten sowie rote Beeren.

Mangan unterstützt die Bildung von Knorpeln, Knochen und Bindegewebe. Es reguliert auch den Eisengehalt des Blutes und verbessert so je nach Bedarf die Sauerstoffversorgung des Körpers, besonders der Nerven und der Gehirnzellen. Einige reichhaltige Quellen von Mangan sind unter anderem Gewürznelken, Kakaobohnen (rohe Schokolade), Hanfsamen, Paranüsse, Mandeln, Pekannüsse, Spinat, Wasserkresse, Grünkohl, wilde Salatsorten, Trockenpflaumen und Süßkartoffeln.

sehr wünschen. Wenn Sie die richtigen Fette und lebendige Nahrungsmittel essen, wird Ihre Haut zweifellos beginnen, sich zu klären.

In seinem Buch Eating for Beauty beschreibt David Wolfe, welche spezifischen schönmachenden Inhaltsstoffe bestimmte Nahrungsmittel enthalten. Diese Schönheitslebensmittel enthalten hohe Mengen an Antioxidantien und haben entzündungshemmende Eigenschaften. „Die richtige Ernährung kann uns ein herrliches Wohlgefühl geben, zu wundervoller Attraktivität führen und unser Leben verlängern", sagt Wolfe. „Rohe pflanzliche Lebensmittel mit einem breiten Spektrum an essenziellen Vitaminen und Mineralien können die Elastizität des Gewebes wiederherstellen. Grüne blättrige Gemüsesorten geben uns die Ballaststoffe und den Alkaligehalt, die uns helfen, von innen her rein zu bleiben. Lebensmittel mit einem hohen Gehalt an Silizium, Eisen und Magnesium können die Mineraldichte in Knochen, Haaren und Zähnen wiederherstellen und Ihnen eine strahlende Haut geben. Schwefel hilft Ihrem Bindegewebe und führt zur Rückbildung von altersbedingten Falten; er füllt Ihr Protein-Make-up auf, sodass Ihre Muskulatur und Ihre gesamter Körperbau die bessere Qualität widerspiegeln und schön wirken. Um das zu erreichen, essen Sie auf jeden Fall Lebensmittel wie Aloe Vera, Rucola, Macadamianüsse, Olivenöl und Oliven, Gurken und Radieschen."

Wenn Sie viel Obst, Gemüse und andere frische Lebensmittel sowie spezielle Schönheitslebensmittel und natürliche Nahrungsergänzungen essen, werden sich Ihr Aussehen, Ihre Vitalität und Ihre Gesundheit verbessern.

Eine weitere großartige Möglichkeit ist die Saftzubereitung.

„Frische Säfte aus Gemüse und Früchten, die Sie selbst in Ihrer eigenen Küche zubereiten können, werden Ihre Haut innerhalb von dreißig Tagen völlig verändern", sagt Mike Adams, Redakteur von NaturalNews.com. „Ihre Freunde werden Sie nach Ihrem Geheimnis fragen und wenn Sie ihnen dann sagen, dass Sie sich frische Säfte zubereiten, werden Ihre Freunde antworten: Ach, ich kaufe mir einfach eine Hautcreme, weil sie es einfacher haben wollen. Doch Sie wissen, dass Ihr Saft besser als jede Hautcreme ist.

Manche Menschen, die bald zu einem Klassentreffen oder einem Familienpicknick oder einer Hochzeit gehen wollen und dort toll und sexy und jung und lebenssprühend aussehen wollen, lernen das Geheimnis der Saftzubereitung oft einen oder zwei Monate vor dem Ereignis. Wenn es soweit ist, sehen sie fantastisch aus – und es fällt jedem auf.“

Gesundheitsprofil

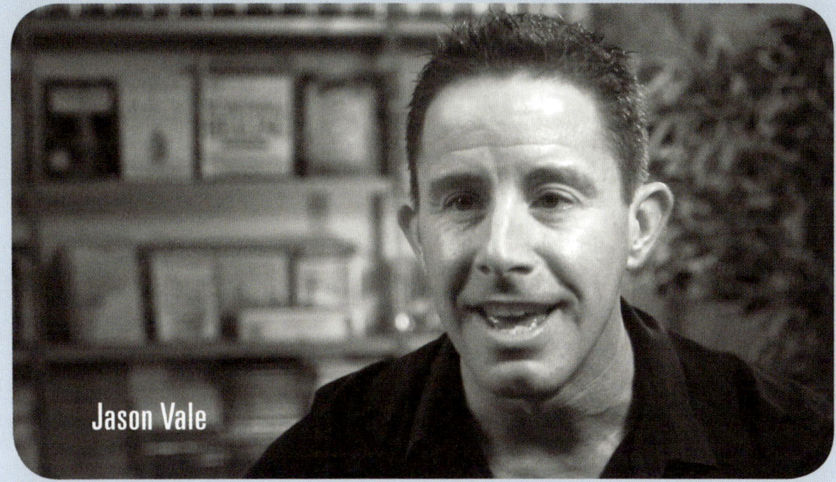

Jason Vale

Was mich mehr als alles andere zur Saftzubereitung veranlasst hat, war meine eigene Gesundheit. Die meisten Menschen, die sich mit der Ernährungslehre und Saftzubereitung beschäftigen, kamen nicht aus reinem Zufall dahin. Sie beschäftigen sich damit, weil es ihnen früher nicht gut ging oder weil sie eine chronische Krankheit hatten. Ich war früher von Kopf bis Fuß mit Psoriasis und Ekzemen bedeckt. Ich konnte kaum noch ein Fleckchen gesunder Haut an mir finden. Ausschläge und Flecken bedeckten meinen Hals und mein Gesicht. Ich hatte sie auch auf der Rückseite meiner Kniekehlen. Es war so schlimm, dass ich nicht einmal Jeans tragen konnte. Der raue Stoff brachte meine Haut zum Reißen. Wenn ich schlafen ging, heilten die gerissenen Hautstellen in meinen Kniekehlen dann oft über Nacht, doch sobald ich in der Früh meine Beine ausstreckte, rissen sie wieder auf und Eiter quoll aus ihnen heraus. Es war schrecklich. Zudem hatte ich auch noch wirklich schlimmes Asthma und Heuschnupfen. Es war so schlimm, dass ich überhaupt nicht mehr nach draußen gehen konnte, wenn es auftrat. Ich musste mich in einem luftdichten Raum einschließen.

Ich muss zugeben, ich habe selbst dazu beigetragen. Ich war ein starker Trinker und Raucher; ich zündete mir bis zu sechzig Zigaretten pro Tag an. Was kann ich dazu sagen? Ich bin in Großbritannien aufgewachsen. Man geht eben mit der Masse, nicht wahr? Ich aß auch dauernd alles Mögliche, solange es nur nicht grün war. Wenn es gesund aussah, rührte ich es nicht an. Stattdessen stopfte ich Fett, Salz und Zucker in mich hinein, bis ich nach diesen Dingen süchtig wurde. Ich war süchtig nach Alkohol, Zigaretten und verarbeiteten Nahrungsmitteln. Ich wusste, dass ich mir mit diesen Dingen selbst Schaden zufügte, doch ich konnte einfach nicht damit aufhören. Sucht ist ein unsichtbares Gefängnis und ich konnte nicht ausbrechen.

Das brachte mich dazu, dass ich etwas gegen meinen Zustand tun wollte. Ich hatte mich immer für die Wissenschaften interessiert. Also begann ich zu studieren, wie der menschliche Körper funktionierte. Mir wurde klar, dass mein Verdauungssystem völlig ausgelaugt war, nachdem es sich jahrelang abgemüht hatte, all diese Gifte und Chemikalien abzubauen, Nährstoffe zu extrahieren und all den Müll aus den falschen Nahrungsmitteln auszuscheiden. Ich stellte fest, dass mein Verdauungssystem unter einem enormen Druck stand. Wenn keine echten Vitamine, Mineralien und Makro- sowie Mikronährstoffe vorhanden sind, bemüht sich der Körper, all das schlechte Essen in brauchbares Essen umzuwandeln. Das Ergebnis ist, dass man sich gleichzeitig überfüllt und hungrig fühlt. Man ist überessen und unterernährt. Genau das war bei mir der Fall. Ich fragte mich: Wie kann ich immer noch hungrig sein, wenn ich gar nicht mehr daran denken will, noch mehr zu essen?

Also beschloss ich, wenn ich nicht noch mehr essen wollte, dann würde ich eben trinken. Ich begann meinen Körper auf zellulärer Ebene mit wasserreichen Bio-Nährstoffen und Mineralien zu nähren. Nachdem ich zwei Säfte pro Tag getrunken hatte, stellte ich fest, dass mein Hunger immer mehr und mehr abnahm. Mein Körper bekam endlich, was er brauchte. Frisch gepresster Saft war mein 15-Minuten-Nährstoffexpress zur Gesundheit. Es ist tatsächlich das ultimative Fastfood, denn der Saft kommt in den Magen und innerhalb von fünfzehn Minuten finden diese Nährstoffe und Mineralien ihren Weg in die Zellen. Ich spreche hier von Zink, Selen, den richtigen Arten von essenziellen Fettsäuren wie Omega 3, 6 und 9 und über Dinge wie Lezithingranulat. Säfte erhalten auch den Flüssigkeitshaushalt aufrecht, was Hautrissen oder trockener Haut vorbeugt.

Die Verbesserungen, die Menschen erleben, nachdem sie mit der Saftzubereitung begonnen haben, sind geradezu umwerfend. Ihre Magenprobleme lassen nach, vom Reizdarmsyndrom bis hin zur Crohn-Krankheit. Ihre Haut klärt sich. Ihre Atmung beginnt sich zu verbessern. Der Körper reagiert wirklich darauf.

Sobald Sie raffinierten Zucker, raffinierte Fette und Junkfood aus Ihrer Ernährung verbannen, sobald Sie den Weizen, die Brote und industriell hergestellte Produkte herausnehmen und sie durch wasserreiche Bio-Nährstoffe und Mineralien ersetzen, wird Ihr Körper immer mehr davon haben wollen. Ihr Körper wird Ihnen sagen: Wenn du lieb zu mir bist, werde ich lieb zu dir sein. Ihre Haut wird beginnen zu strahlen. Ihre Augen werden leuchtender. Ihre Haare werden dicker und werden kraftvoller aussehen. Ihr ganzer Körper wird an Ausstrahlung gewinnen.

› **Jason Vale ist eine Autorität in den Bereichen Gesundheit, Suchtüberwindung und Saftzubereitung. Von seinen Büchern – 7lbs in 7 Days: Super Juice Diet, Juice Master: Turbo-Charge Your Life in 14 Days und Slim for Life – wurden weltweit mehr als zwei Millionen Exemplare verkauft. Jason Vale begann mit der Saftzubereitung, um seine eigene Gesundheit zu entwickeln, und ist jetzt als der Juice Master bekannt. Er hilft durch seine Bücher, DVDs und Saftseminare Menschen auf der ganzen Welt, auch ihre Gesundheit zu verbessern. Seine Website ist www.thejuicemaster.com.**

Wir alle wollen mehr Energie haben. Wir alle wollen eine Idealfigur. Wir alle wollen eine schöne, jünger aussehende Haut. Sie können alle diese Dinge bekommen, indem Sie einige subtile Anpassungen an Ihrer Ernährung und Ihrem Lebensstil vornehmen. Bedenken Sie: Je besser Sie sich fühlen, umso besser sehen Sie aus, und je besser Sie aussehen, umso besser fühlen Sie sich.

„Viele Leute sehen mich an und glauben, ich sei in meinen Zwanzigern", sagt Kris Carr, Autorin von Crazy Sexy Diet. „Das bin ich zwar nicht mehr, aber es ist immer wieder ein nettes Kompliment. Ich höre es gern, dass die Leute glauben, ich wäre viel jünger, als ich es wirklich bin. Ich gehe auf die Vierzig zu und bin überzeugt, dass mir dieser Lebensstil nicht nur geholfen hat, mit einer chronischen Krankheit ein gesundes Leben zu führen, sondern mich auch jünger und lebendiger zu fühlen und – je nach Lichtverhältnissen – auch ziemlich gut auszusehen."

Letztendlich ist die Pflege der Gesundheit und Schönheit eine ganzheitliche Sache. Gesundheit und Schönheit sind die Resultate einer Reihe von Entscheidungen und Handlungen, die Sie über einen längeren Zeitraum hin treffen und ausführen und mit denen Sie auf Langlebigkeit und eine gesunde Lebensführung zusteuern. Das wirkliche Ziel des Sich-schön-Essens ist es, ein nachhaltiges Niveau von Glück und Selbstvertrauen zu erreichen.

„Bevor ich krank wurde", sagt Kris Carr, „dachte ich, meine Gesundheit wäre das Wichtigste. Dann wurde ich krank und erkannte, dass das Glücklichsein das Wichtigste ist. Ohne das ist alles andere wertlos."

KAPITEL SIEBEN

Entgiften beschleunigt die Veränderung

Giftige Zeiten

„Seit 1940 haben wir mehr als 75.000 synthetische Chemikalien geschaffen und sie in die Umwelt und die Nahrungskette freigegeben", sagt David Wolfe, Ernährungsberater und Experte für Superfoods und natürliche Schönheit. „Diese Chemikalien – von DDT bis zu den PCBs – haben jedes einzelne Wesen auf der Erde verunreinigt. Sie sind jetzt genauso Bestandteil unserer Körper wie Sauerstoff und Kohlenstoff. Unsere Gesundheit befindet sich buchstäblich seit Jahren unter Beschuss."

„Der Körper hat zwei Methoden, um sich gegen diese Gifte zu verteidigen", sagt Alejandro Junger, M.D., Autor des Bestsellers Clean: The Revolutionary Program to Restore the Body's Natural Ability to Heal Itself. „Die eine besteht darin, Schleim zu produzieren, der diese lipophilen, das heißt fettliebenden Chemikalien umhüllt und so die

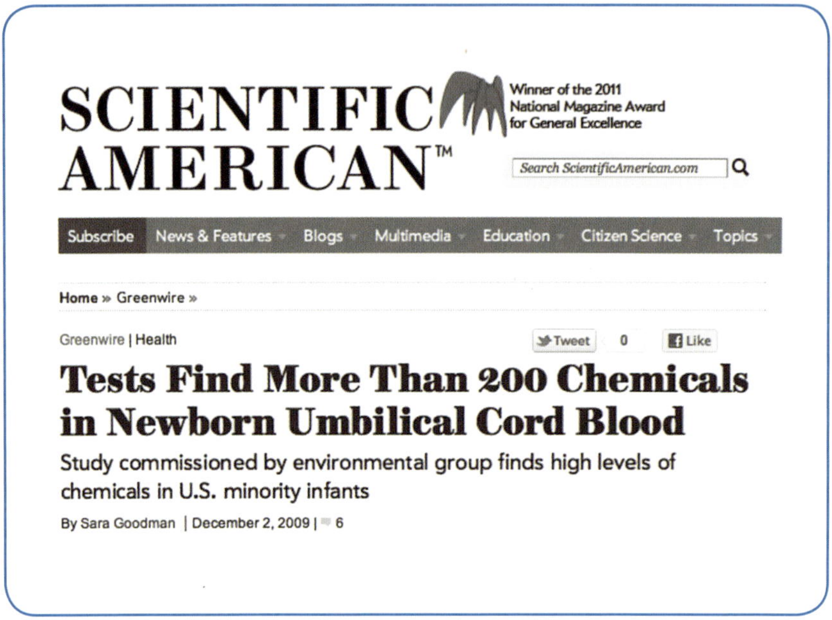

SCIENTIFIC AMERICAN™

Winner of the 2011 National Magazine Award for General Excellence

Search ScientificAmerican.com

Subscribe | News & Features | Blogs | Multimedia | Education | Citizen Science | Topics

Home » Greenwire »

Greenwire | Health

Tweet 0 Like

Tests Find More Than 200 Chemicals in Newborn Umbilical Cord Blood

Study commissioned by environmental group finds high levels of chemicals in U.S. minority infants

By Sara Goodman | December 2, 2009 | 6

Irritation abschirmt. Die zweite Methode wird angewandt, wenn der Körper diese Chemikalien nicht auflösen kann; dann reagiert er durch die Speicherung oder den Aufbau von mehr Fett."Das bedeutet laut Jon Gabriel, dass der Körper Ihnen nicht erlauben wird, sich von diesem überschüssigen Fett zu befreien, weil er diese Fettpolster braucht, um sich gegen Chemikalien zu schützen. „Solange Sie mehr Giftstoffe zu sich nehmen als Sie ausscheiden", sagt er, „wird Ihr Körper Sie kein Fett verbrennen lassen, denn die Fettverbrennung würde noch mehr Giftstoffe in Ihrem Körper freisetzen und Ihre Leber und andere Organe belasten. Damit Ihr Körper Ihnen erlaubt abzunehmen, müssen Sie zuerst die Giftstoffe ausscheiden. Sie müssen sich also mit der Tatsache abfinden, dass Ihr Körper gegen Giftstoffe kämpft, bevor Sie abnehmen können."

Ihr Körper will nur das Beste für Sie. Er will Sie von all den Chemikalien in Ihrem System befreien. „Er schreit nach Heilung", sagt Jason

Vale. „Das ist alles, was er will. Er will sich auf natürliche Weise entgiften. Der Körper kann sich nur selbst entgiften, vorausgesetzt, man gibt ihm die Möglichkeit dazu."

Laut Dr. Junger sind wir in der Regel mehr Giftstoffen ausgesetzt, als der Körper bewältigen kann. „Wir durchlaufen zurzeit eine neue Evolutionsstufe", sagt er. „Evolution ereignet sich, wenn sich ein Organismus anpasst, um Hindernisse oder Bedrohungen zu überwinden. Angetrieben vom Überlebensinstinkt lernen Organismen, bestimmte Chemikalien in andere umzuwandeln. Im Laufe der Zeit hat der menschliche Körper ein effektives und ausgeklügeltes System von Organen und Funktionen entwickelt, mit denen er sich auf natürliche Weise entgiften kann. Unser physischer Körper entwickelt sich genau richtig weiter, doch unser moderner Lebensstil und unsere Ernährung hindern ihn oft daran, das zu tun, was er von Natur aus tun will.

Bei zunehmender Toxizität sollte sich eigentlich unser Entgiftungssystem einschalten können. Doch es ist nicht in der Lage dazu, denn es ist überbeansprucht durch die große Menge von Giftstoffen, die wir Tag für Tag in uns aufnehmen. Unser Körper kann sich nicht schnell genug entwickeln, um unsere moderne Ernährung zu verarbeiten. Wir müssen also die Art und Weise ändern, wie wir leben und uns ernähren, sonst werden unsere Körper zusammenklappen und sterben."

David Wolfe drückt das so aus: „Es ist Zeit aufzuräumen. Es ist Zeit, sich von dem Glauben zu verabschieden, dass Chemie uns ein besseres Leben bietet, und sich dem Glauben zuzuwenden, dass die Natur uns ein besseres Leben bietet."

„Viele von uns haben einiges an Heilarbeit zu leisten, weil die Welt, in der wir aufgewachsen sind, eine solche Belastung für unser Nervensystem und unser endokrines System darstellt", sagt Daniel Vitalis. „Unsere Gesundheit war ständig Angriffen ausgesetzt. Daher muss nun eine Zeit der Heilung kommen."

CHLOROPHYLL

Flüssiger Sauerstoff

Chlorophyll findet man in fast allen Pflanzen. Es ermöglicht ihnen, durch Photosynthese Energie aus Licht zu absorbieren. Chlorophyll ist einer der größten Heiler der Natur. Es ist ein kraftvoller Blutproduzent, indem es die Bildung von roten Blutzellen fördert und Sauerstoff durch die Zellstrukturen unseres Körpers filtert, was unser Immunsystem stärkt, unseren Kreislauf verbessert, schädliche Gifte aus unserer Leber, dem Dickdarm und dem Verdauungstrakt hinausbefördert und praktisch unsere Gesundheit sicherstellt.

Chlorophyllreiche Lebensmittel sind unter anderem Spinat, Spargel, Brokkoli, Grünkohl, Rübengrün und grüne Paprikaschoten – im Prinzip alle Sorten von grünem Gemüse. Greifen Sie also einfach nach etwas Grünem. Für eine Intensivkur mit Chlorophyll empfiehlt Mike Adams, der Health Ranger, Petersilie und Koriander. „Petersilie kann zur Reinigung Ihres gesamten Blutkreislaufs beitragen", sagt er, „und sie verleiht Ihnen auch einen frischen Atem. Petersilie hat so viel Chlorophyll, dass sie ganz schnell Ihr ganzes System säubert. Pflanzen Sie Ihre eigene Petersilie an und bereiten Sie aus ihr zusammen mit ein paar anderen Gemüsesorten und Früchten einen Saft zu. Das ergibt ein chlorophyllreiches und höchst nährstoffreiches Getränk.

Und Koriander bindet Schwermetalle wie Quecksilber, ein schädliches Nervengift, das man oft in Fisch und in Amalgam-Zahnfüllungen vorfindet. Wenn Sie Koriander essen, verbindet er sich mit dem Quecksilber und hilft mit, es aus Ihrem System zu entfernen."

Das ist die schlechte Nachricht. Die gute Nachricht ist, dass die Reinigung unserer Körper nicht kompliziert ist. In Wirklichkeit ist sie genauso natürlich – und genauso wichtig – wie das Atmen.

„Es ist Zeit aufzuräumen. Es ist Zeit, sich von dem Glauben zu verabschieden, dass Chemie uns ein besseres Leben bietet, und sich dem Glauben zuzuwenden, dass die Natur uns ein besseres Leben bietet.“

—DAVID WOLFE

Der Entgiftungsprozess läuft in zwei Schritten ab. Der erste Schritt ist, dass die Leber die Giftstoffe neutralisiert und sie in die Galle überführt, worauf der Körper sie durch Urin und Schweiß ausscheidet. Für den zweiten Schritt benötigen wir eine große Menge von Nährstoffen, um erneut gesunde Zellen aufzubauen und unseren Organen eine optimale Funktion zu ermöglichen.

Die Leber braucht laut Dr. Junger eine große Menge von Nährstoffen, um richtig zu funktionieren. Dazu gehören Vitamin C, die Vitamine der B-Gruppe, Selen, Magnesium, Schwefel und Aminosäuren wie Methionin und Cystein – im Prinzip dieselben Nährstoffe und Mineralien, die man in den Probiotika und Superfoods vorfindet, die in Kapitel 3 besprochen wurden.

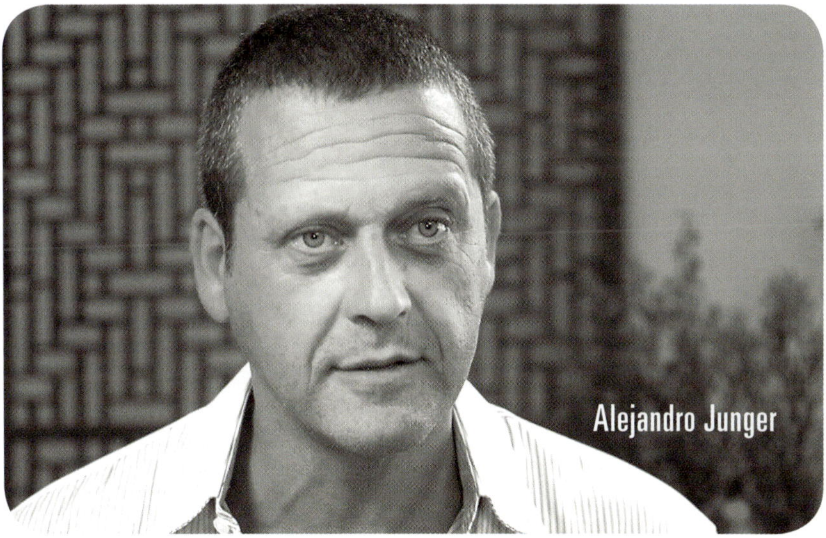
Alejandro Junger

DIE CLEAN-PRÜFUNG

Beantworten Sie die in dieser Liste gestellten Fragen und zählen Sie Ihre „Ja"-Antworten.

Haben Sie öfters Kopfschmerzen?

Neigen Sie dazu, jedes Jahr Erkältungen und Viruserkrankungen zu bekommen?

Haben Sie weniger als einmal täglich Stuhlgang?

Ist Ihr Stuhl manchmal nicht weich und nicht leicht gängig?

Haben Sie manchmal Durchfall?

Bekommen Sie zu manchen Zeiten des Jahres brennende und wässrige Augen?

Haben Sie Allergien oder Heuschnupfen?

Haben Sie oft Verstopfungen und Verschleimungen?

Haben Sie nach dem Essen Blähungen?

Haben Sie Übergewicht, das mit Diäten und Bewegung nicht wegzubekommen ist?

Haben Sie geschwollene Gesichts- oder Körperbereiche?

Haben Sie dunkle Ringe unter den Augen?

Bekommen Sie Sodbrennen?

Haben Sie oft Blähungen?

Haben Sie schlechten Atem oder Körpergeruch?

Ist ein dünner weißer Belag auf Ihrer Zunge, wenn Sie aufwachen?

Bekommen Sie oft Appetit auf bestimmte Arten von Speisen, insbesondere auf zucker- oder stärkehaltige Nahrungsmittel oder Milchprodukte?

Neigen Sie dazu, schlecht zu schlafen?

Haben Sie Hautjucken, Pickel oder irgendwelche anderen Hautprobleme?

Schmerzen Ihre Gelenke und Muskeln oder werden sie steif?

Haben Sie schlechte Laune oder einen vernebelten Geist?

Finden Sie, dass Sie vergesslich sind, sich nicht konzentrieren können oder nach den richtigen Worten suchen?

Fühlen Sie sich apathisch und müde?

Werden Sie leicht wütend oder haben Sie irrationelle Frustrationsausbrüche? Sind Sie überdurchschnittlich geruchsempfindlich?

Haben Sie eine erhöhte Sensitivität gegenüber alltäglichen Giftstoffen festgestellt; wird es Ihnen zum Beispiel schlecht, wenn Sie Reinigungsmittel riechen oder den Tank Ihres Autos auffüllen, oder haben Sie stärkere Auswirkungen bestimmter Nahrungsmittelzusätze festgestellt oder hatten Sie Reaktionen auf Reinigungs- oder Körperpflegeprodukte?

Nehmen Sie mehrere Medikamente ein?

Haben Sie ungewöhnliche Reaktionen auf Medikamente oder Nahrungsergänzungen?

Nutzen Sie viele möglicherweise giftigen Chemikalien bei sich zu Hause oder am Arbeitsplatz?

Haben Sie Muskel-Skelett-Schmerzen und Beschwerden oder Symptome, die auf Fibromyalgie hinweisen könnten?

Empfinden Sie auf einer Körperseite Kribbeln oder Taubheit?

Leiden Sie unter wiederkehrenden Ödemen?

Haben Sie nach einer Narkose oder Schwangerschaft eine Verschlimmerung besorgniserregender Symptome festgestellt?

Wenn Sie drei oder mehr dieser Fragen mit einem „Ja“ beantwortet haben, dürfte Ihnen eine kurzfristige Reinigung oder Entgiftung sehr gut tun. Sie kann Ihnen helfen, diese und viele andere Symptome zu beseitigen. Anleitungen für eine schnelle und einfache Entgiftung finden Sie in Teil III dieses Buches. Wenn Sie viele Symptome haben oder ein gründlicheres Entgiftungsprogramm durchführen möchten, probieren Sie das Programm aus dem Buch Clean von Dr. Alejandro Junger oder, falls Sie eine vegetarische Option bevorzugen, das aus Crazy Sexy Diet von Kris Carr.

Laut Daniel Vitalis „braucht man für die Entgiftung im Prinzip einfach nur grüne pflanzliche Nahrung hoher Qualität, wie grünes Bio-Gemüse und andere chlorophyllreiche Lebensmittel, die unseren Körper sowohl reinigen als auch ihm Nährstoffe zuführen. Hinzuzufügen wären noch einige weniger offensichtliche Dinge, wie zum Beispiel gelatinehaltige pflanzliche Nahrung. Dazu gehören Chia-Samen, Aloe Vera und Meeresalgen. Diese Pflanzen geben ein geleeartiges Sekret ab, wenn sie nass werden. Beim Durchwandern unseres Verdauungstraktes absorbieren die geleehaltigen Fasern Salze und fettlösliche Giftstoffe, derer sich die Leber verzweifelt zu entledigen versucht. Wenn die Leber Giftstoffe loswerden will, übergibt sie diese an die Galle und legt sie im Dünndarm ab, in der Hoffnung, dass sie letztendlich aus dem System ausgeschieden werden. Ohne Hilfe ist es aber sehr wahrscheinlich, dass der Körper diese Giftstoffe wieder absorbiert. Deshalb sind solche geleehaltigen Fasern wie die von Chia-Samen so wichtig. Wenn Sie Ihrem Körper diese zuführen, können sie sehr viel zur Reinigung Ihrer Leber beitragen. Wenn Sie das noch mit den Säften, den Salaten und frischem grünem Junggemüse kombinieren, haben Sie ein wirklich großartiges Programm an der Hand, um den Körper gründlich zu reinigen.

„Das ist nicht kompliziert. Geben Sie ihm sanfte Nahrung und halten Sie sich möglichst viel in der Natur auf, und der Körper wird sich ganz leicht von selbst reinigen."

In seinem Bestseller Clean beschreibt Dr. Junger ein wirksames und leicht nachvollziehbares Entgiftungsprogramm zur Wiederbelebung des Körpers.

Was ist Reinigung und Entgiftung?

Reinigung verstärkt die Intensität und Wirksamkeit des Entgiftungssystems. Reinigungs- und Entgiftungsprogramme mögen heute wieder Beliebtheit erlangen, aber sie sind für die Menschheit nichts Neues. Jedes antike System der Gesundheitspflege kannte Methoden zur regelmäßigen Pflege der Entgiftungssysteme des Körpers und zur Sicherstellung, dass die Verteidigungskräfte im Körper richtig funktionierten – und das war schon Jahrhunderte, bevor industrielle Chemikalien die Luft füllten. Menschen wussten schon immer instinktiv, dass eine regelmäßige Zeit des Rastens und der Erholung dem Körper ermöglicht, sich angesammelter Gifte und Abfallstoffe zu entledigen, die sich im Laufe des Lebens ganz von selbst in jedem Menschen aufbauen. Diese Zeiten kurbeln auch Heilungsprozesse an, wenn die Systeme unter starker Belastung stehen und beginnen, Anzeichen von Stress zu zeigen.

Jedes Wesen in der Natur tut dies in periodischen Abständen. Zyklen von Wachstum und Aktivität wechseln sich mit Ruhezyklen ab, wie etwa dem Winterschlaf. Das hält die Dinge im Gleichgewicht. Tiere hören auf zu fressen, wenn sie krank werden. Sie bringen das Verdauungssystem zur Ruhe, damit die Energie auf Verteidigung und Heilung umgelenkt werden kann.

Das sanskritische Wort „Ayurveda" lässt sich als „Wissenschaft der Langlebigkeit" übersetzen. Die Kernphilosophie des Ayurveda besagt, dass Gesundheit ein Zustand ist, in dem der Körper frei von Giften, der Geist ruhig und die Gefühlslage glücklich ist, Abfallstoffe konstant eliminiert werden und die Organe effizient arbeiten. Um dieses Ziel zu erreichen, geben ayurvedische Ärzte ihren Patienten eine ausgleichende Ernährung und Kräuter im Rahmen ihrer Behandlung. Sie verschreiben aber auch regelmäßige Zeiträume von tiefergehender Entgiftung, genannt panchakarma, während derer die Patienten mehrere Woche lang ein Reinigungsprogramm durchführen und manuelle Behandlungen erhalten, mit denen dem Gewebe Gifte entzogen werden und der emsige Geist beruhigt wird. Dieses System wurde entwickelt, lange bevor Schornsteine und Diesellastwagen auf der Szene erschienen. Ayurveda versteht, dass die Neigung, Abfallstoffe anzusammeln und Stress aufzubauen, zum normalen menschlichen Leben gehört, und wenn wir uns nicht die Zeit nehmen, dies auf einer tieferen Ebene auszugleichen, werden unsere Systeme und Organe erschöpft und machen uns krank.

Die chinesische Gesundheitspflege ist ähnlich weise. Chinesische Ärzte verschreiben ihren Patienten oft ein Programm mit Tees, Tonics und Behandlungen, die ihnen helfen, sich von den Giftstoffen und der geistigen Erschöpfung zu befreien, die sich einfach nur durch Essen, Atmen und das Erfüllen alltäglicher Anforderungen einstellen. Amerikanische Indianer und andere Eingeborenenkulturen auf der ganzen Welt haben schon immer gefastet und Schwitzhütten genutzt, um Körper, Geist und Seele zu reinigen. Regelmäßiges Schwitzen bringt den Menschen in jeder Hinsicht wieder auf den Weg der Klarheit zurück und wird auch zum Heilen von Krankheiten genutzt.

Alle diese Traditionen basieren auf dem Wissen, dass die schlichte Tatsache, dass man ein Mensch ist, die Notwendigkeit mit sich bringt, sich periodisch auf Reinigung und Entgiftung zu konzentrieren. Wenn wir das Gewicht unserer modernen toxischen Belastung und ihre auslaugenden Auswirkungen auf unser Inneres betrachten, wird eine Periode der Entgiftung praktisch unausweichlich.

Es ist wichtig, zwischen einem Entgiftungsprogramm (einer Reinigung) und der allgemeinen Praxis des langsamen Sauberwerdens, bei dem man über mehrere Monate hinweg schrittweise seine Ernährung oder Lebensweise verbessert, zu unterscheiden. Eine Reinigung ist ein konkretes Programm, das konzentriert über einen gewissen Zeitraum hinweg durchgeführt wird und den Körper in einen intensiven Entgiftungsmodus versetzt. Sie hat ein Anfangs- und ein Enddatum und verfolgt einen konkreten Zweck. Entgiftungsprogramme dieser Art werden auch schon seit Langem als eine Gelegenheit dafür geschätzt, den Geist in eine friedliche Mitte zu bringen.

In alten Zeiten wurde die Reinigung durch Fasten als Werkzeug genutzt, um spirituelle Klarheit zu erlangen. Dabei ging es nicht nur um die Ernährung; es war ein Prozess, bei dem die Seele von giftigen Gefühlen und Gedanken gereinigt wurde, die dem Herzen und der Seele nur Leiden bringen. Jesus fastete vierzig Tage und vierzig Nächte lang. Mohammed, Gandhi und Buddha fasteten ebenfalls. Fasten, um die ultimative Klarheit über die Natur des Lebens zu erlangen, ist Bestandteil vieler spiritueller Traditionen und prägt den Menschen seit Tausenden von Jahren.

Für die meisten vielbeschäftigten Menschen von heute ist die primäre Motivation für eine Reinigung und Entgiftung das Entfernen der Schwere, der Vernebelung oder des Energiemangels, die sich infolge des modernen Lebenswandels oder infolge von Stress eingestellt haben. Doch wenn man ein wenig tiefer nachhakt, findet man oft ein grundliegendes Verlangen nach Vereinfachung und nach dem Ablegen von etwas Überschüssigem über einen gewissen Zeitraum hinweg, danach, freien Raum zu schaffen und einen neuen Start zu wagen, indem man sich von alten, verfahrenen Mustern loslöst. Es kommt unausweichlich zu einer Erweckung des Geistes und der Emotionen, auch wenn das gesetzte Ziel der Reinigung eher körperlicher Natur ist, wie etwa schöner zu werden, abzunehmen oder jünger auszusehen.

Die Gesundheitspflege des 21. Jahrhunderts befindet sich in einem Prozess der radikalen Wiederentdeckung. Altertümliche Methoden zum Schutz und zur Erhaltung von Körper und Geist werden ebenso wie neue Entdeckungen der Biochemie und Quantenphysik integriert. Eine neue Ära von Entgiftungsprogrammen ist im Entstehen begriffen.

(Auszug aus Clean: The Revolutionary Program to Restore the Body's Natural Ability to Heal Itself von Alejandro Junger, M.D., und Amely Greeven. Nachdruck mit Genehmigung des Verlags Harper Collins Publishers.)

Wenn Sie keine Reinigung durchführen können oder wollen, besteht die einfachste Weise, die Entgiftungsprogramme des Körpers zu beschleunigen, darin, frische, rohe, biologisch angebaute pflanzliche Lebensmittel in Ihre tägliche Ernährung aufzunehmen und sicherzustellen, dass Sie sich viel an der frischen Luft aufhalten. Vermeiden Sie außerdem industrielle Reinigungsmittel, Kosmetika, stark parfümierte Seifen und andere mit Chemie vollgepackten Produkte; kaufen Sie stattdessen saubere Alternativprodukte. Wenn Sie diese einfachen Schritte befolgen, wird Ihr Körper sofort darauf reagieren und Ihnen mit einer erhöhten Energie, geistiger Klarheit und mit Gewichtsverlust danken, sodass Sie sich so fühlen werden, wie Sie sich schon immer fühlen wollten.

„Und wenn das Gewicht beginnt zu sinken", sagt Daniel Vitalis, „werden Sie so begeistert sein, dass Sie gar nicht mehr damit aufhören wollen. Sie werden dann beginnen, immer mehr Lebensmittel aus gesunden Quellen hinzuzufügen, die satt machen und nährstoffreich sind. Und Sie werden feststellen, dass Sie nicht nur fit und schlank werden, sondern sich tatsächlich gut fühlen werden in einem Körper, der richtig funktioniert und auf Dauer gesund bleibt."

Teil III

ES GEHT LOS!

Sie sind nun soweit, dass Sie anfangen können. In diesem Abschnitt des Buches werden Sie eine Menge toller Rezepte, Tipps für gesunden Lebenswandel, Speisepläne und eine Anleitung für eine dreitägige Entgiftungskur finden. Sie werden auch Rezepte der Autoren finden, die zu diesem Buch beigetragen haben, sowie Rezepte von unserem FOOD-MATTERS-Team und dem berühmten Chefkoch Frank Giglio – von einfachen und leicht zubereiteten Snacks und Desserts bis zu etwas aufwendigeren kulinarischen Kreationen.

Achten Sie darauf, dass Sie sich auf das Hinzufügen statt auf das Weglassen konzentrieren. Wann immer es möglich ist, stellen Sie sicher, dass Ihre Lebensmittel so biologisch und natürlich sind wie nur möglich. Es geht darum, eine lebenslange Beziehung zu den Lebensmitteln aufzubauen, die Sie essen.

Guten Appetit!

HUNGRIG NACH VERÄNDERUNG Rezepte

SÄFTE

SÄFTE

Superstarker grüner Entgiftungssaft

(James und Laurentine)

1 PORTION

2 bis 3 Selleriestangen
1 kleine Gurke
2 Blätter Grünkohl
1 Handvoll Petersilie
1 kleine Zitrone oder Limette, geschält
1 Birne oder Apfel

Aus allen Zutaten Saft zubereiten und servieren.

Um den Saft noch gesünder zu machen, können Sie einen Teelöffel einer oder aller der folgenden Zutaten hinzufügen: Gerstengras-, Weizengras- und Spirulinapulver.

Superstarker Blutreinigungssaft für Vitalität

(Jon Gabriel)

1 PORTION

2 bis 3 Selleriestangen ohne Blätter
1 großes Mangoldblatt
1 Möhre
1 Apfel
1 Knoblauchzehe
2 cm Ingwerwurzel

Aus allen Zutaten Saft zubereiten und servieren.

Erfrischender Saft aus Gurke, Birne und Fenchel

(Laurentine)

1 PORTION

1 kleine Gurke
2 Selleriestangen ohne Blätter
¼ Fenchelknolle
½ Limette, nicht geschält
1 Birne

Aus allen Zutaten Saft zubereiten und servieren.

Supereinfacher grüner Drink

(FOOD MATTERS)

PORTION 1

- **1 Glas gefiltertes oder Quellwasser**
- **1 Teelöffel Gerstengras- oder Weizengraspulver**
- **2 Teelöffel Spirulinapulver**

Zutaten verrühren und servieren.

Dies ist ein stark alkalischer grüner Drink, der zur Blutreinigung beiträgt. Er schmeckt anfangs vielleicht etwas streng, doch je mehr Sie davon trinken, umso mehr werden Sie sich an den Geschmack gewöhnen.

Mittelgrüner Saft

(Joe Cross)

2 PORTIONEN

6 Blätter Grünkohl
1 Gurke
4 Selleriestangen ohne Blätter
2 grüne Äpfel
½ Zitrone, geschält
4 cm Ingwerwurzel

Aus allen Zutaten Saft zubereiten und servieren.

▶ Dies ist ein Originalrezept aus dem Buch *Fat, Sick, and Nearly Dead* von Joe Cross.

SÄFTE

Entgiftungssaft aus Ingwer und Zitrone

(James und Laurentine)

PORTION 1

1 Glas gefiltertes oder Quellwasser
Saft von ½ Zitrone
2 cm Ingwerwurzel

Fügen Sie den Zitronensaft dem Glas Wasser hinzu. Raspeln Sie den Ingwer fein auf ein Schneidebrett und pressen Sie die Ingwerstücke dann in Ihrer Hand aus, wobei Sie den Ingwersaft durch Ihre Finger in das Glas Wasser tropfen lassen. Genießen Sie diesen Saft bei Zimmertemperatur gleich nach dem Aufstehen als großartigen Start in den Tag!

Grüner Trauben- und Birnensaft

(Joe Cross)

1 PORTION

1 Tasse grüne Weintrauben
1 Birne
2 Limetten, geschält
2 Gurken

Aus allen Zutaten Saft zubereiten und servieren.

Gemüseköstlichkeit

(Jason Vale)

1 PORTION

4 Möhren
1 Apfel (vorzugsweise Golden Delicious)
1 rote Bete
½ Limette, geschält
2 Hände voll Spinatblätter
1 kleines Stück Ingwerwurzel
½ Zucchini

Aus allen Zutaten Saft zubereiten und servieren.

Sonnenschein im Glas

(Jason Vale)

1 PORTION

3 Möhren
2 Äpfel (vorzugsweise Gala)
1 Selleriestange ohne Blätter
½ Zucchini
¼ Gurke
½ Zitrone, geschält
3 Brokkoliröschen
1 kleine Handvoll frischer Pfefferminzblätter

Aus allen Zutaten Saft zubereiten und servieren.

Zitronen-Ingwer-Saft

(Jason Vale)

1 PORTION

2 Möhren
1 Apfel
½ Zitrone, ungeschält
1 cm Ingwerwurzel
2 Eiswürfel

Aus allen Zutaten Saft zubereiten und servieren.

Sorbet-Limonade

(Jason Vale)

PORTION 1

2 Äpfel (vorzugsweise Golden Delicious)
1/2 Zitrone, ungeschält
2 Eiswürfel

Aus allen Zutaten Saft zubereiten und servieren.

Dr. Saft

(Jason Vale)

1 PORTION

1 kleine Möhre
2 Äpfel (vorzugsweise Golden Delicious oder Royal Gala)
½ Selleriestange ohne Blätter
1 kleine rote Bete
½ Zitrone, ungeschält
2 cm Ingwerwurzel

Aus allen Zutaten Saft zubereiten und servieren.

Bruschetta-Saft

(Joe Cross)

PORTION 1

2 mittelgroße Tomaten
20 frische Basilikumblätter
1 Knoblauchzehe

Schneiden Sie beide Tomaten mit einem Messer ein und stopfen Sie die Basilikumblätter hinein. Das verhindert, dass zu viele Blätter bei der Saftzubereitung verlorengehen. Aus allen Zutaten einen Saft zubereiten und servieren.

SÄFTE

Zimt-Apfel-Saft

(Joe Cross)

1 PORTION

4 Tassen grob gewürfelten Butternusskürbis
1 großer Apfel (vorzugsweise Honeycrisp)
½ Messerspitze gemahlenen Zimt

Aus dem Kürbis und dem Apfel einen Saft zubereiten, Zimt einrühren und servieren.

Gazpacho-Saft

(Joe Cross)

1 PORTION

4 Eiertomaten
1 große Gurke
2 Selleriestangen ohne Blätter
1 geputzte rote Paprikaschote
¼ kleine rote Zwiebel
2 Tassen frische Petersilie, Blätter und Stängel, grob geschnitten
1 Limette, geschält

Aus allen Zutaten einen Saft zubereiten und servieren.

Salat im Glas

(Jason Vale)

1 PORTION

- **1 Selleriestange ohne Blätter**
- **2 Tomaten**
- **¼ Gurke**
- **1 Handvoll beliebigen Blättersalats Ihrer Wahl**
- **2 Möhren**
- **1 Apfel (vorzugsweise Golden Delicious)**
- **1 Handvoll Eiswürfel**

Aus allen Zutaten einen Saft zubereiten und auf Eis servieren.

SMOOTHIES

Express-Smoothie mit Turboladung

(Jason Vale)

1 PORTION

¼ vorbereitete kleine Ananas
½ Selleriestange ohne Blätter
4 cm dicke Gurkenscheibe
1 kleine Handvoll Spinatblätter
1 Limette, geschält
2 Äpfel (keine Granny Smith, die sind zu herb)
Fruchtfleisch von ¼ Avocado
1 Handvoll Eiswürfel

Aus Ananas, Sellerie, Gurke, Spinat, Limette und Äpfeln einen Saft zubereiten. Avocadofruchtfleisch und Eiswürfel in einen Mixer geben und mit dem Saft etwa 45 Sekunden verrühren, bis ein dickflüssiges Getränk entsteht. In ein Glas gießen und genießen!

Um den Smoothie noch gesünder zu machen, fügen Sie 1 Teelöffel Spirulinapulver hinzu.

Hausgemachte Kokosnussmilch

(FOOD MATTERS)

ERGIBT 6 TASSEN

2 Tassen fein geraspelte gedörrte Bio-Kokosnuss (ungeschwefelt und ohne sonstige Zusätze)
3 Tassen warmes gefiltertes oder Quellwasser

Kokosnuss mit dem Wasser in einen Mixer geben und 2 bis 3 Minuten auf hoher Stufe rühren. Mischung durch ein feines, mit einem Stofftuch ausgelegtes Sieb in eine Schüssel gießen. Ecken des Stofftuchs zusammenbringen und sanft auspressen, bis die gesamte Milch ausläuft und die Fruchtfasern trocken sind. Sofort verwenden oder in einem verschlossenen Behälter höchstens zwei Tage im Kühlschrank aufbewahren. Die Bestandteile werden sich bei Lagerung voneinander trennen; einfach schütteln und wieder vermischen. Übriggebliebenes trockenes Fruchtfleisch gut verpackt im Gefrierschrank aufbewahren. Es kann beim Backen als Ersatz für Weizenmehl verwendet werden.

Hausgemachte Nussmilch

(FOOD MATTERS)

ERGIBT 5 TASSEN

1 Tasse rohe Mandeln, Macadamianüsse oder Haselnüsse
1 Teelöffel nicht raffiniertes Meersalz
4 Tassen gefiltertes oder Quellwasser

Nüsse mit Meersalz in eine Schüssel geben und mit reichlich Wasser bedecken. Schüssel abdecken und mindestens 4 Stunden (eventuell über Nacht) bei Zimmertemperatur einweichen lassen. Wasser abgießen und Nüsse abspülen. Wenn es eilt, kann man das Einweichen auch weglassen.

Nüsse mit den 4 Tassen Wasser in einen Mixer geben und etwa 1 Minute auf hoher Stufe rühren, bis die Mischung weiß und flockig aussieht. Durch ein feines, mit einem Stofftuch ausgelegtes Sieb in eine Schüssel gießen. Ecken des Stofftuchs zusammenbringen und sanft auspressen, bis die gesamte Milch ausläuft. Sofort verwenden oder in einem verschlossenen Behälter höchstens zwei Tage im Kühlschrank aufbewahren.

Cremiger Blaubeer-Smoothie

(Frank Giglio)

1 PORTION

1½ Tassen Naturjoghurt, rohe Ziegenmilch oder andere Alternative zu Kuhmilch
1 Tasse frische oder gefrorene Blaubeeren
2 Teelöffel Chiasamen-Gel (1 Teelöffel Chiasamen mit ¼ Tasse Wasser verrührt)
1 bis 2 Teelöffel Ahornsirup
2 Teelöffel Spirulinapulver
½ Teelöffel Vanilleextrakt oder -pulver

Alle Zutaten in einen Mixer geben und 45 Sekunden auf hoher Stufe rühren, bis die Mischung glatt und cremig ist.

Variationen: Verwenden Sie statt der Milch frisches Kokosnusswasser. Fügen Sie 1 Teelöffel Kakaopulver hinzu und Sie erhalten einen köstlichen Schokoladen-Smoothie. Nehmen Sie statt Blaubeeren gefrorene Pfirsiche, Mangos oder Beeren der Saison.

Frühstück für unterwegs

(Jason Vale)

1 PORTION

1 Handvoll frische Erdbeeren
1 Handvoll frische Himbeeren
1 Tasse Müsli (Haferflocken)
1 Tasse Naturjoghurt
1 Tasse Milch Ihrer Wahl oder Wasser
1 kleine Handvoll Eis

Alle Zutaten in einen Mixer geben und rühren, bis die Mischung glatt und cremig ist, dann servieren.

Eiweiß-Power-Smoothie

(Jason Vale)

1 PORTION

- **¼ vorbereitete kleine Ananas**
- **1 Apfel**
- **¼ Banane**
- **2 Tassen Naturjoghurt**
- **½ Teelöffel Spirulinapulver**

Aus Ananas und Apfel einen Saft zubereiten. Zusammen mit Banane, Joghurt und Spirulina in einen Mixer geben und rühren, bis die Mischung glatt ist. Servieren.

Frühstücks-Smoothie mit Spirulina

(Jon Gabriel)

1 PORTION

1 Banane (gefroren, wenn Sie den Smoothie dick mögen)
½ Tasse gefrorene Blaubeeren
1 Eigelb von einem mittelgroßen Bio-Ei aus Freilandhaltung
1 Teelöffel Spirulina
1 Teelöffel geriebene Flachssamen
10 Mandeln
¾ Tasse Joghurt oder Milch Ihrer Wahl, vorzugsweise hausgemachte Kokosnussmilch (Seite 143) od. hausgemachte Nussmilch (Seite 144)

Alle Zutaten in einen Mixer geben und rühren, bis die Mischung glatt ist, dann servieren.

SMOOTHIES

Schokoladen-Smoothie

(Mike Adams)

4 BIS 5 PORTIONEN

- **¼ Tasse rohe Kakaostifte**
- **½ Tasse frisches rohes Kokosnussfruchtfleisch**
- **1 ganze Avocado (ohne Kern)**
- **¾ Tasse Kokosnussmilch**
- **½ Teelöffel Steviaextraktpulver oder 2 Teelöffel rohen Honig (bei diesem Rezept ist das Süßen wichtig, da Kakao von Natur aus recht bitter ist)**
- **3 Tassen gefiltertes oder Quellwasser (hinzufügen, bis die gewünschte Konsistenz erreicht ist)**

Alle Zutaten in einem Mixer verrühren, bis die Mischung glatt ist, dann servieren.

Schokoladen-Bananen-Smoothie

(Jon Gabriel)

1 PORTION

- **1 Banane (gefroren, wenn Sie Smoothies dicker mögen)**
- **1 Esslöffel Kakaopulver**
- **1 Eigelb von einem Bio-Ei aus Freilandzucht**
- **1 Esslöffel geriebene Flachssamen**
- **1 Teelöffel Kokosnusszucker oder rohen Honig**
- **1 Tasse Milch Ihrer Wahl, vorzugsweise hausgemachte Kokosnussmilch (Seite 143) oder hausgemachte Nussmilch (Seite 144)**

Alle Zutaten in einem Mixer verrühren, bis die Mischung glatt ist, dann servieren

Sonnenaufgang mit Erdbeeren

(Jason Vale)

1 PORTION

¼ vorbereitete kleine Ananas
1 Limette, geschält
½ Banane
4 oder 5 Erdbeeren
1 Handvoll Eis

Aus Ananas und Limette Saft zubereiten. Mit Banane, Erdbeeren und Eis in einem Mixer verrühren, bis die Mischung glatt ist, dann servieren.

Wassermelonensorbet

(Jon Gabriel)

4 PORTIONEN

3 Tassen Wassermelonenfruchtfleisch, klein geschnitten
2 Esslöffel Zitronensaft
4 bis 8 ganze Pfefferminzblätter (optional)

Wassermelone in der Küchenmaschine oder im Mixer pürieren. Zitronensaft einrühren. Mischung in einen Tiefkühlbehälter mit Deckel geben und mindestens 3 Stunden tiefgefrieren. Vor dem Servieren aus dem Gefrierschrank nehmen, Deckel abnehmen und 10 Minuten antauen lassen. Mit einer Gabel zerdrücken und in Gläser füllen. Noch erfrischender ist das Sorbet, wenn es mit frischer Minze serviert wird.

Piña Colada

(Jon Gabriel)

ERGIBT 1 LITER

- **1 vorbereitete reife Ananas, gewürfelt**
- **1 Tasse hausgemachte Kokosnussmilch (Seite 143) oder Kokosmilch aus der Dose**
- **6 Esslöffel Limettensaft**
- **Eiswürfel zum Servieren**

Alle Zutaten in einem Mixer verrühren, bis die Mischung glatt ist, dann über Eiswürfeln servieren.

▶ Der Reifegrad Ihrer Ananas entscheidet, ob Ihre Piña Colada säuerlich oder süß wird.

Ingwer-Orangen-Smoothie

(Jason Vale)

1 PORTION

3 Orangen, so dünn wie nur möglich geschält (da sich die meisten Nährstoffe direkt unter der Schale befinden)
2 cm Ingwerwurzel, ungeschält
1 Banane
1 Handvoll Eis

Aus Orangen und Ingwer Saft bereiten; dabei die Früchte abwechseln. Orangen-Ingwer-Saft, Bananen und Eis in einem Mixer verrühren, bis die Mischung glatt ist, dann servieren.

Beeren-Kefir-Smoothie

(James und Laurentine)

1 PORTION

½ Tasse frische oder gefrorene gemischte Beeren
1½ Tassen Kuh- oder Ziegenmilchkefir oder Naturjoghurt
1 Teelöffel rohen Honig oder ¼ Teelöffel Stevia

Alle Zutaten in einem Mixer verrühren, bis die Mischung glatt ist, dann servieren.

Erdbeeren-Mango-Schmelze

(Jason Vale)

1 PORTION

Fruchtfleisch von einer Mango
1 Handvoll Erdbeeren, ohne Strunk
2 Teelöffel Naturjoghurt
1 Handvoll Eis
Saft von zwei Orangen

Mangofruchtfleisch, Erdbeeren, Joghurt und Eis in den Mixer geben. Orangensaft hinzufügen und alles verrühren, bis die Mischung glatt ist, dann servieren.

TEES UND HEISSGETRÄNKE

Ingwer-Kurkuma-Entgiftungstee

(James und Laurentine)

1 PORTION

1½ Tassen gefiltertes oder Quellwasser
¼ Teelöffel geriebenen Ingwer
¼ Teelöffel geriebenes Kurkuma
1 Teelöffel Ahornsirup oder rohen Honig oder ¼ Teelöffel Stevia

Wasser zum Kochen bringen und in einen Becher gießen. Zutaten einrühren und servieren.

▶ Kurkuma ist ein altertümliches ayurvedisches Gewürz, das seit Jahrhunderten in Nahrungszubereitung und Medizin genutzt wird. Es hat starke entzündungshemmende Eigenschaften und wird auch genutzt, um die Darmtätigkeit anzuregen.

Heiße Glücksschokolade

(FOOD MATTERS)

1 PORTION

1 gehäufter Teelöffel rohes Kakaopulver
¼ Teelöffel geriebenen Zimt
Milch Ihrer Wahl (Nuss-, Kokosnuss- oder Bio-Kuhmilch)
Rohen Honig, Kokosnusszucker oder Stevia

Kakao und Zimt in einen Becher geben. Kochendes Wasser direkt aus dem Kessel eingießen, bis der Becher halbvoll ist. Gut verrühren. Rest des Bechers mit Milch Ihrer Wahl auffüllen und nach Geschmack süßen. Warm genießen.

Ingwer-Zitronen-Tee

(James und Laurentine)

1 PORTION

1 Tasse gefiltertes oder Quellwasser
Saft von ½ Zitrone, plus eine Scheibe Zitrone zum Garnieren
4 cm Ingwerwurzel, fein geraspelt

Wasser zum Kochen bringen, dann in eine Teetasse oder einen Becher gießen. Zitronensaft hinzufügen und den geraspelten Ingwer in der Hand auspressen. Dazu machen Sie eine Faust und lassen den Ingwersaft durch die Finger in den Becher tröpfeln. Mit einer Zitronenschale garnieren und genießen!

Gesundheitselixier-Tee

(Daniel Vitalis)

4 PORTIONEN

4 Tassen gefiltertes oder Quellwasser
1 Teelöffel Rinde vom Pau d'Arco (Lapacho, wirkt pilztötend)
1 Teelöffel Passionsblumentee (hebt die Stimmung)
1 Teelöffel Brennesseltee (reinigt Nieren und Blase)
2 cm Ingwerwurzel, fein geraspelt (kraftvoller Entgifter)
1 Teelöffel Goji-Beeren, grob geschnitten (hoher Gehalt an Antioxidantien und leicht süßend)
2 Teelöffel ungesüßte Kokosnussflocken

Alle Zutaten in einen Kochtopf geben und auf kleiner Flamme zum Kochen bringen. Hitze reduzieren und mindestens 15 Minuten leicht köcheln lassen, damit die Kräuter ihre medizinischen Wirkstoffe an das Wasser abgeben. Durch ein Sieb abgießen und warm trinken.

Kokosnuss-Chai

(FOOD MATTERS)

2 PORTIONEN

2 Tassen gefiltertes oder Quellwasser
1 Teelöffel Chai-Gewürzmischung (Muskatnuss, Nelken, Kardamom, Zimt, Ingwer, Lakritze und Teeblätter)
1 ganzes Stück Sternanis
2 ganze grüne Kardamomhülsen
1 Teelöffel geriebenen Zimt
Hausgemachte Kokosnussmilch (Seite 143) oder Kokosnussmilch aus der Dose oder Nussmilch (Seite 144)
Roher Honig oder Kokosnusszucker

Wasser in einem Topf mit der Chai-Gewürzmischung, Sternanis, Kardamom und Zimt zum Kochen bringen. Dann Hitze reduzieren, abdecken und 10 Minuten köcheln lassen, damit die Gewürze ihre Wirkstoffe an das Wasser abgeben. Vom Herd nehmen. Durch ein feines Sieb in zwei Becher abgießen, bis die Becher jeweils zu zwei Dritteln gefüllt sind. Becher mit Kokosnuss- oder Nussmilch auffüllen und nach Geschmack süßen. Warm trinken.

FRÜHSTÜCK

Perfektes Rührei

(FOOD MATTERS)

1 PORTION

2 mittelgroße Bio-Eier aus Freilandhaltung und ein zusätzliches Eigelb
1 Prise naturbelassenes Meersalz
1 Handvoll frische Petersilie, fein gehackt
1 Esslöffel naturbelassene Bio-Sahne mit Kulturen oder Naturjoghurt (optional)
1 Teelöffel Butter

Eier, Salz und Petersilie (und auf Wunsch auch Sahne oder Joghurt) mit etwas Wasser in einer Schüssel mit dem Rührbesen verrühren. Butter in einem Pfännchen auf kleiner Flamme schmelzen lassen. Eiermischung hinzufügen und mit einer Spachtel leicht bewegen, um ein Anbacken am Boden und an den Seiten des Pfännchens zu verhindern. Wenn die Eier noch ein wenig flüssig sind, auf einen Teller geben und ein bis zwei Minuten stehen lassen. Dann servieren. Passende Beilagen sind Tomatenscheiben, frische oder gedämpfte grüne Gemüsesorten oder eingelegtes Gemüse.

▶ Eier, insbesondere das Eigelb, sind reich an Nährstoffen mit den fettlöslichen Vitaminen A, D, E und K sowie eine gute Quelle von DHA, einer essenziellen Fettsäure, und Vitamin B12. Wenngleich es ideal ist, die Eigelbe flüssig und intakt zu erhalten, um eine Denaturierung der Fette und Proteine zu vermeiden, bleiben diese empfindlichen Nährstoffe auch bei einer sanften Zubereitung mit geringer Hitze in bester Güte erhalten. Wer seine Eier gern auf Toast isst, sollte besser ein fermentiertes Sauerteigbrot wählen.

Gemüse-Frittata

(Frank Giglio)

4 PORTIONEN

2 Esslöffel Kokosfett
1 kleine Zwiebel, fein gehackt
1 rote Paprikaschote, klein geschnitten
1 kleine Zucchini, in kleine Würfel geschnitten
1 große reife Tomate (250 g), klein geschnitten
¼ Tasse frische Petersilie, grob geschnitten
8 mittelgroße Bio-Eier aus Freilandhaltung
Naturbelassenes Meersalz
Frisch gemahlener schwarzer Pfeffer
50 g Käse aus roher Ziegenmilch, geraspelt (optional)

Ofen auf 180 °C vorheizen.

Öl in einer ofentauglichen 30 cm großen Bratpfanne auf mittlerer Flamme erhitzen. Zwiebel und Paprikaschote hinzufügen und unter gelegentlichem Rühren sautieren, bis das Gemüse fast weich ist. Zucchini hinzufügen und unter gelegentlichem Rühren weitere 4 Minuten sautieren, bis auch die Zucchini weich ist. Hitze auf kleine Flamme reduzieren, Tomaten und Petersilie hinzufügen und nach Geschmack salzen. Weitere 3 bis 4 Minuten unter häufigem Rühren sautieren, bis die Mischung dicker wird. Mit Gewürzen abschmecken.

In einer Schüssel die Eier schaumig schlagen und mit Salz und Pfeffer abschmecken. Eier über die Gemüsemischung gießen. Wenn gewünscht, mit Käse bestreuen. Herdplatte ausschalten und Pfanne in den Ofen stellen. 10–15 Minuten backen, bis die Eier gestockt sind. Aus dem Ofen nehmen, in keilförmige Stücke schneiden und servieren.

Weiche Eier mit Spargel

(FOOD MATTERS)

1 PORTION

2 Bio-Eier aus Freilandhaltung
3 grüne Spargelstangen, harte Enden abgeschnitten
Naturbelassenes Meersalz

Eier in einen kleinen Topf mit Wasser geben und bei mittlerer Hitze zum Kochen bringen, dann Hitze reduzieren und 3 Minuten leicht köcheln. Von der Kochplatte nehmen und Topf unter kaltes, laufendes Wasser halten, um die Eigelbe am Hartwerden zu hindern.

In einen breiten Topf oder eine Bratpfanne 2 cm hoch Wasser einfüllen und zum Köcheln bringen. Spargel hinzufügen und nur so lange kochen, bis er kräftig grün wird. Mit kaltem Wasser abspülen, um den Kochprozess anzuhalten. Spargelstangen in der Mitte durchschneiden, nach Geschmack mit Salz bestreuen und als Beilage zu den Eiern (entweder in einem Eierbecher oder auf demselben Teller) servieren. Jedes Ei an einem Ende köpfen und die Spargelstangen in das flüssige Eigelb tauchen.

Pochierte Eier auf sautiertem Grüngemüse

(Frank Giglio)

1 PORTION

4 bis 5 Tassen Wasser
Ein Spritzer roher Apfelessig
1 Teelöffel naturbelassenes Meersalz und eine Prise mehr für den Spinat
1 Teelöffel Kokosfett
1 Knoblauchzehe, in dünne Scheiben geschnitten
2 Handvoll Spinat, gut gereinigt und abgespült
Frisch gemahlener schwarzer Pfeffer
2 Bio-Eier aus Freilandhaltung

Wasser in einen mittelgroßen Topf geben, Essig und 1 Teelöffel Salz hinzufügen. Zum Köcheln bringen.

Während Sie warten, dass das Wasser anfängt zu köcheln, das Kokosfett in einer Sautierpfanne (hohe Bratpfanne) auf mittlerer bis großer Flamme erhitzen. Knoblauchzehe hinzufügen und bräunen, ohne den Knoblauch jedoch anbrennen zu lassen, dann den Spinat hinzufügen. Gut rühren. Mit Salz und einer Prise Pfeffer abschmecken. Sobald der Spinat zusammengefallen ist, Pfanne von der Kochplatte nehmen und den Spinat auf einen Teller geben.

1 Ei in eine kleine Schüssel aufbrechen, dann vorsichtig in das köchelnde Wasser gleiten lassen, ohne das Eigelb aufzubrechen. Mit dem zweiten Ei wiederholen. Eier 3-5 Minuten oder je nach Wunsch pochieren. Eier mit einem Sieblöffel aus dem Wasser nehmen und auf dem sautierten Spinat servieren.

Selbst gemischtes Müsli

(Frank Giglio)

1 PORTION

½ Tasse Rosinen (ungeschwefelt), 20 Minuten in einer Tasse warmem Wasser eingeweicht, dann abgegossen
2 Esslöffel Chiasamen-Gel (1 Esslöffel Chiasamen mit ¼ Tasse Wasser vermischt)
¼ Tasse klein geschnittene Mandeln
¼ Tasse ungesüßte Kokosnussflocken
2 Teelöffel Mesquite-Mehl (oder Mandelmehl oder Kokosnussmehl)
6 bis 8 Erdbeeren, in Viertel geschnitten
1 Esslöffel Ahornsirup

Alle Zutaten miteinander in einer Schüssel verrühren und mit Joghurt oder Milch Ihrer Wahl genießen.

Bestes Birchermüsli

(FOOD MATTERS)

1 ODER 2 PORTIONEN

1 Tasse kernige Haferflocken
1 Handvoll getrocknete Sauerkirschen, ungesüßte Preiselbeeren oder Rosinen
1 Handvoll ungesüßte gedörrte oder getrocknete Kokosnussflocken
1 Tasse gefiltertes oder Quellwasser
1 Prise naturbelassenes Meersalz
½ Tasse Naturjoghurt oder Kefir
1 Teelöffel geriebener Zimt
½ grüner Apfel, geraspelt
1 Handvoll Beeren Ihrer Wahl
Roher Honig oder reiner Ahornsirup (optional)

Haferflocken, Trockenfrüchte, Kokosnuss, Wasser und Salz in einer Schüssel vermengen. Abdecken und bei Zimmertemperatur mindestens 12 Stunden lang oder über Nacht einweichen lassen. Vor dem Servieren Joghurt oder Kefir, Zimt, Apfel, Beeren und, wenn gewünscht, Honig oder Ahornsirup einrühren, dann servieren. Birchermüsli ist im Kühlschrank bis zu fünf Tage haltbar.

Für eine kuhmilchfreie Version kann man statt Joghurt ½ Tasse Bio-Apfelsaft zum Einweichen nehmen und vor dem Servieren Kokosnussmilch einrühren.

FRÜHSTÜCK

Hausmachermüsli

(Frank Giglio)

ERGIBT EINE GROSSE MENGE, DIE MONATELANG HALTBAR IST

4 Tassen Haferflocken
¾ Tasse Mandeln, klein gehackt
¾ Tasse Walnüsse, klein gehackt
1½ Tassen Hanfsamen
¾ Tassen Chiasamen
1 Tasse geschälte Kürbiskerne
1 Tasse geschälte Sonnenblumenkerne
1 Teelöffel gemahlener Zimt
1 Teelöffel gemahlene Gewürznelken
¾ Teelöffel gemahlenes Piment
1 Teelöffel frisch geriebener Muskat
2 Tassen Ahornsirup

Ofen auf 160 °C vorheizen.

Alle Zutaten außer dem Ahornsirup in eine große Schüssel geben und gründlich durchmischen. Dann Sirup hinzufügen und alles gut vermengen. Mischung auf zwei große mit Backpapier ausgelegte Backbleche verteilen und langsam im Ofen goldbraun rösten. Die Mischung sollte nicht mehr klebrig sein und sich trocken anfühlen. Aus dem Ofen nehmen und abkühlen lassen. In luftdichten Behältern aufbewahren. Das Müsli kann mit Joghurt und/oder frischem, klein geschnittenem Obst serviert werden.

Hirsebrei

(FOOD MATTERS)

2 PORTIONEN

1 Tasse geschälte Hirse
1 Prise naturbelassenes Meersalz
2½ Tassen gefiltertes oder Quellwasser
1 Handvoll Trockenobst (Datteln, Feigen, Pflaumen o. Ä.)
1 Teelöffel gemahlener Zimt
4 ganze Kardamomschoten
Kefir, Naturjoghurt oder Milch Ihrer Wahl

Hirse mit dem Salz 12 Stunden oder über Nacht in etwas Wasser einweichen. Abspülen und durch ein feinmaschiges Sieb abgießen. Hirse mit den 2½ Tassen Wasser, dem Trockenobst, Zimt und Kardamom in einen Topf geben und zum Kochen bringen. Auf kleiner Flamme zugedeckt köcheln lassen, bis die Hirse weich ist (etwa 6 Minuten). Von der Kochplatte nehmen und Kardamomknospen herausnehmen und wegwerfen. Brei heiß mit Kefir, Joghurt oder Milch servieren.

▶ Warum wird Getreide eingeweicht? Bereits Urvölker haben Getreide, Hülsenfrüchte und Nüsse über Nacht oder sogar über mehrere Tage hinweg eingeweicht, um sie für den Verzehr vorzubereiten. Das Einweichen von Getreide und Nüssen aktiviert die Lebensenergie innerhalb des Samens und bereitet ihn auf das Keimen vor. Eingeweichte und sprießende Nüsse enthalten mehr Vitamine und Mineralien als nicht eingeweichte Nüsse und sind leichter verdaulich.

Warmer Frühstücksbrei

(Frank Giglio)

2 PORTIONEN

3 Tassen gekochter Wildreis oder Quinoa
1 oder mehrere Tassen Milch Ihrer Wahl oder Wasser
1 Teelöffel gemahlener Zimt
1 Prise naturbelassenes Meersalz
¼ Tasse geröstete, ungesüßte Kokosnussflocken
Ahornsirup oder anderes natürliches Süßungsmittel
1 Esslöffel Butter oder Kokosfett

Gekochten Reis oder Quinoa in einen Topf mit dickem Boden geben und mit Milch oder Wasser, Zimt und Salz vermischen. Sanft und unter häufigem Rühren aufwärmen. Wenn nötig, mehr Flüssigkeit hinzufügen. Wenn die Mischung schön heiß und cremig ist, die Kokosnussflocken, das gewählte Süßungsmittel und eventuell sonstige gewünschte Gewürze hineinmischen. Mit einem Klecks Butter oder Kokosfett gekrönt servieren.

Pilz- und Brokkoli-Frittata

(Dr. Joseph Mercola)

4 PORTIONEN

2 Tassen klein geschnittene Brokkolistücke
4 mittelgroße Kartoffeln, geschält und klein geschnitten
2 Teelöffel Kokosfett
1 kleine Zwiebel, fein gehackt
6 mittelgroße Pilze, in Scheiben geschnitten
6 Bio-Eier aus Freilandhaltung
1 Tasse geriebener Käse Ihrer Wahl
1 Teelöffel naturbelassenes Meersalz

Brokkoli und Kartoffeln dämpfen. Beiseite stellen.

Kokosfett in einer großen Bratpfanne auf mittlerer Flamme erhitzen. Zwiebel und Pilze hinzufügen und unter gelegentlichem Rühren sautieren, bis sie weich sind und gut riechen. Von der Kochplatte nehmen. Gedämpfte Brokkoli und Kartoffeln hinzufügen, alles vermischen und beiseite stellen.

In einer großen Schüssel die Eier schlagen und sie dann über die Gemüsemischung in der Pfanne gießen. Pfanne auf mittlerer Hitze wieder erwärmen und etwa 15 Minuten kochen, bis die Frittata sich verfestigt hat, aber in der Mitte noch immer ein wenig feucht ist. Geriebenen Käse und Salz darüber streuen und servieren. Alternativ dazu können Sie alle Zutaten in einer Bratpfanne garen. In diesem Fall nach Hinzufügen der Eier die Pfanne in den vorgeheizten Ofen stellen und 12 bis 15 Minuten bei 180 °C backen.

Nori und Eier

(Dr. Joseph Mercola)

4–6 PORTIONEN

1 Esslöffel geröstetes Sesamöl
1 Möhre, in etwa 1 cm dicke Scheiben geschnitten
2 dichtgepackte Tassen Spinatblätter
3 Esslöffel weizenfreie Tamari-Sauce
2 mittelgroße Bio-Eier aus Freilandhaltung
¼ Tasse Spinatwasser (siehe Anleitung)
4 Blätter Nori
1 Teelöffel frisch gepresster Zitronensaft

Öl in einer kleinen Pfanne auf kleiner Flamme erhitzen. Möhrenscheiben hinzufügen und sautieren, bis sie weich sind. Von der Platte nehmen, in eine Schüssel geben und abkühlen lassen.

Spinat dämpfen, bis er zusammenfällt. Durch ein Sieb abgießen und das Spinatwasser für spätere Verwendung aufbewahren. Spinat abkühlen lassen, dann in eine längliche, flache Kuchenform pressen. 2 Esslöffel Tamari darüberträufeln.

In einer Schüssel die Eier verrühren, den restlichen Esslöffel Tamari und eine ¼ Tasse des Spinatwassers hinzufügen. Die Eiermischung in die Pfanne gießen (in der vorher die Möhren sautiert wurden und in der sich noch etwas von dem Öl befindet) und bei mittlerer Hitze setzen lassen. Eier wie für ein Omelett zubereiten und abschließend viermal zu einem langen schmalen Band falten. Von der Platte nehmen und abkühlen lassen.

Nori-Blätter von beiden Seiten über einer Brennerflamme oder in einem Toastofen anrösten, bis sie eine grünliche Farbe annehmen. Ein geröstetes Nori-Blatt auf eine Sushi-Matte oder eine saubere, Arbeitsfläche legen. Etwa 1 cm vom Rand des Nori-Blattes eine Reihe von Möhrenscheiben legen und dann über die gesamte Breite eine Lage Spinat und eine Lage des Omeletts legen. Das Nori-Blatt mit dem Omelett und dem Gemüse eng und gleichmäßig fest zusammenrollen, sodass sich eine Sushi-artige Rolle ergibt, die vom Nori-Blatt umhüllt ist. Mit den Fingern die Nori-Ränder mit Zitronensaft benetzen und verschließen. Den Vorgang mit allen Nori-Blättern und dem restlichen Omelett und Gemüse wiederholen, bis Sie vier Rollen haben. Als ganze Rollen servieren oder jede Rolle in etwa 2 cm breite Sushi-artige Stücke schneiden.

Pikante Frühstücks-Burritos

(Frank Giglio)

4 PORTIONEN

2 Esslöffel Kokosfett
½ kleine rote Zwiebel, gewürfelt (etwa ½ Tasse voll)
1 rote Paprikaschote, gewürfelt
2 Teelöffel gemahlener Kümmel
1 Tasse gekochte schwarze Bohnen
¼ Teelöffel gemahlener Cayenne- oder Chipotle-Pfeffer
Naturbelassenes Meersalz
Frisch gemahlener Pfeffer
4 mittelgroße Bio-Eier aus Freilandhaltung
¼ Tasse Milch Ihrer Wahl
4 Vollweizen-Tortillas mit etwa 30 cm Durchmesser (oder eine glutenfreie Alternative)
¼ Tasse Tomatensalsa (aus dem Laden)
1 große Tomate, in Scheiben geschnitten
1 kleine Avocado, gewürfelt
¼ Tasse frischen Koriander, grob geschnitten
50 g Käse aus Rohmilch, gerieben

1 Esslöffel Kokosfett in einer großen (mindestens 30 cm breiten) Pfanne auf mittlerer Flamme erhitzen. Zwiebel und Paprika mit dem Kümmel etwa 5–6 Minuten sautieren, bis das Gemüse weich ist. Schwarze Bohnen und den gemahlenen Cayenne- oder Chipotle-Pfeffer hinzufügen und weitere 3 Minuten sautieren, bis alles gut durchgewärmt ist. Mit Salz und Pfeffer abschmecken und in eine Schüssel oder auf einen Teller geben. Beiseite stellen.

Eier und Milch verrühren. Das restliche Kokosfett in der gleichen Pfanne auf mittlerer Flamme erhitzen. Eiermischung hineingießen und etwa 3 Minuten verrühren, bis die Eier sich verfestigt haben. Die vier Tortillas schnell anwärmen und Rührei, Gemüse-Bohnen-Mischung, Salsa, Tomate, Avocado und Koriander auf die warmen Tortillas verteilen. Mit Käse bestreuen, im Burrito-Stil zusammenrollen und warm servieren.

Blaubeer-Ricotta-Eierkuchen

(Jon Gabriel)

6 EIERKUCHEN

4 mittelgroße Bio-Eier aus Freilandhaltung
120 g Ricotta-Frischkäse
¼ Tasse Kokosnussmehl
¼ Tasse Chiasamen
1½ Teelöffel Kokosnusspalmzucker
½ Tasse Blaubeeren, frisch oder gefroren

Eier, Ricotta, Kokosnussmehl, Chiasamen und Kokosnusspalmzucker miteinander vermischen. Blaubeeren vorsichtig unterziehen. Pfanne leicht mit Kokosfett, Butter oder Schmalz fetten und auf mittlerer Flamme erhitzen. Mit einem Schöpflöffel ¼ Tasse Teig in die Pfanne gießen und auf etwa 1 cm Dicke verteilen. Eierkuchen auf beiden Seiten bräunen. Sie sind fertig, wenn sie außen knusprig, aber innen noch immer ein wenig flüssig sind. Wenn man sie in der Mitte noch leicht flüssig lässt, bleiben die essenziellen Omega-3-Fettsäuren intakt. Mit frischem Obst servieren.

Rohe Fenchelcremesuppe

(FOOD MATTERS)

4 PORTIONEN

1½ Tassen klein geschnittener Fenchel (etwa 1 große Knolle)
3 Selleriestangen
Fruchtfleisch von 1 kleinen bis mittleren Avocado
¼ frisch gepresster Zitronensaft
¼ Tasse gefiltertes oder Quellwasser
½ Teelöffel naturbelassenes Meersalz
12 cm lange Frühlingszwiebel
2 Eiswürfel

Alle Zutaten etwa 1 Minute in einem Mixer pürieren, bis eine glatte Masse entsteht. Abschmecken. Mit Fenchelkraut garniert servieren.

▶ Die Fenchelknolle enthält wohltuende Fasern, die einen erhöhten Cholesterinspiegel senken können und zur Entfernung von krebserregenden Giftstoffen aus dem Dünndarm beitragen.

Mineralienreiche rohe grüne Suppe

(Frank Giglio)

1 PORTION

Fruchtfleisch von 1 reifen Avocado
1 mittelgroße Tomate, klein geschnitten
1 große Handvoll junger Spinat, gut gewaschen
1 kleine Knoblauchzehe
1 Frühlingszwiebel, grob geschnitten, und etwas mehr zum Garnieren
1 Esslöffel frische Thymianblätter oder 1 Teelöffel getrocknete Thymianblätter
1 bis 2 Esslöffel weiße Misopaste
Frisch gemahlener schwarzer Pfeffer
2 Esslöffel Sauerrahm, Naturjoghurt oder natives Olivenöl
Saft von ½ Zitrone
300 ml Kokosnusswasser, gefiltertes Wasser oder leichter Kräutertee (Brennnessel, Pfefferminz o. Ä.)

Alle Zutaten etwa 45 Sekunden auf hoher Stufe in einem Mixer pürieren, bis eine glatte, cremige Masse entsteht. Abschmecken und servieren.

Französische Zwiebelsuppe

(Frank Giglio)

2 PORTIONEN

2 Esslöffel Kokosfett
4 Speisezwiebeln, halbiert und dann in dünne Scheiben geschnitten (halbkreisförmige Scheiben)
1 große Lauchstange, gewaschen, weißer Teil längs halbiert und in 1 cm dicke halbkreisförmige Scheiben geschnitten
2 Knoblauchzehen, klein gehackt
1 Lorbeerblatt
2 Teelöffel getrockneter Thymian
Etwa 4 Tassen hausgemachte Hühner- oder Gemüsebrühe oder Wasser
Naturbelassenes Meersalz oder weizenfreie Tamari

Fett in einem großen Suppentopf bei mittlerer Hitze schmelzen. Zwiebeln und Lauch darin sautieren, bis die Mischung goldbraun ist und sich auf etwa die Hälfte der ursprünglichen Menge reduziert hat. Gelegentlich rühren, damit nichts anbrennt.

Klein gehackten Knoblauch einrühren und weitere 2 Minuten sautieren. Dann Lorbeerblatt und Thymian hinzufügen und die Mischung etwa 8 cm hoch mit Suppenbrühe oder Wasser bedecken. Topfdeckel aufsetzen und zum Kochen bringen. Dann sofort die Hitze verringern und langsam 30 Minuten köcheln lassen.

Mit Meersalz oder Tamari abschmecken und servieren.

Thailändische Kokosnusssuppe

(FOOD MATTERS)

4 PORTIONEN

4 Tassen hausgemachte Gemüse-, Hühner- oder Fischbrühe
1 Teelöffel fein geriebene Ingwerwurzel
1 kleiner Strauß frischer Koriander (etwas davon zum Garnieren zurückbehalten)
1 Stängel Zitronengras, längs halbiert
3 Esslöffel Fischsauce (ohne MNG/E621) oder weizenfreie Tamari
Saft von 2 Limetten
1½ Tassen hausgemachte Kokosnussmilch (Seite 143) oder Kokosnussmilch aus der Dose
Weizenfreie Tamari oder naturbelassenes Meersalz
1 mittelgroße, mittelscharfe rote oder grüne Chilischote, von Samen befreit und in dünne Scheiben geschnitten, zum Garnieren

Brühe, Ingwer, Koriander und Zitronengras in einem Topf zum Kochen bringen, dann Hitze verringern und 10 Minuten köcheln lassen. Von der Kochplatte nehmen, Zitronengras herausnehmen und wegwerfen. Fischsauce, Limettensaft und Kokosnussmilch einrühren. Mit Tamari oder Meersalz abschmecken. In Schüsseln oder Becher schöpfen und mit Chilischeibchen und einigen Korianderblättern garnieren.

▶ Fischsauce ist ein traditionelles fermentiertes Lebensmittel. Sie ist eine sehr reichhaltige Quelle von Jod, das die Schilddrüse nährt, und enthält viel Vitamin A und D.

Misosuppe

(Jon Gabriel)

1 PORTION

1 Tasse gefiltertes oder Quellwasser
1 Teelöffel Bio-Misopaste
1 Teelöffel Frühlingszwiebeln, fein gehackt

Wasser zum Kochen bringen und Misopaste einrühren. Frühlingszwiebeln hinzufügen und servieren.

Variation: Gekochtes Hühnerfleisch oder anderes Fleisch oder Fisch und Gemüse hinzufügen, um die Suppe reichhaltiger zu machen.

▶ Misosuppe ist eine prima leichte Mahlzeit oder eine sättigende Zwischenmahlzeit. Miso wird aus Sojabohnen hergestellt und ist ein natürlich fermentiertes Produkt mit vielen wohltuenden Nährstoffen. Es gibt viele Arten von Miso, also experimentieren Sie mit einigen davon, um Ihre Lieblingsmarke zu finden. Miso wird auch als Pulver verkauft, das in heißes Wasser eingerührt wird. Wenn Sie Misopulver kaufen, prüfen Sie die Packungsbeschriftung sorgfältig nach eventuell hinzugefügten Chemikalien wie MNG, künstlichen Farbstoffen oder Konservierungsmitteln.

Eier-und Zitronen-Suppe mit Quinoa

(FOOD MATTERS)

2 BIS 4 PORTIONEN

1 Tasse weiße Quinoa, 12 Stunden lang in Wasser mit einem Teelöffel naturbelassenem Meersalz eingeweicht
6 Tassen hausgemachte Hühner- oder Gemüsebrühe
2 Teelöffel naturbelassenes Meersalz
2 Bio-Eier aus Freilandhaltung
Saft von 2 Zitronen
Frisch gemahlener schwarzer Pfeffer
Frischer Dill zum Garnieren

Eingeweichte Quinoa durch ein feinmaschiges Sieb abgießen und spülen. Dann mit Brühe und Salz in einen großen Suppentopf geben und zum Köcheln bringen. Zugedeckt etwa 10 Minuten auf kleiner Flamme köcheln lassen, bis die Quinoa weich und durchscheinend ist. Von der Kochplatte nehmen und zugedeckt stehen lassen.

In einer großen Schüssel die Eier mit dem Zitronensaft schaumig schlagen. Einen Schöpflöffel der heißen Quinoasuppe hinzufügen und mit dem Rührbesen einrühren. Dann unter heftigem Rühren einen weiteren Schöpflöffel voll hinzufügen, dann einen weiteren, bis die gesamte Eiermischung nach und nach aufgenommen wird, ohne dass Rührei-Klumpen entstehen. Diese Mischung wird dann in den Topf mit restlichen Suppe gegossen. Sanft rühren, mit Salz und einer großzügigen Portion Pfeffer abschmecken und mit frischem Dill bestreut servieren.

Dal aus roten Linsen und Kokosnuss

(Frank Giglio)

4 PORTIONEN

2 Esslöffel Kokosfett
1 große Zwiebel, gewürfelt
3 Knoblauchzehen, fein gehackt
3 Esslöffel Ingwerwurzel, fein gehackt
1 Teelöffel gemahlener Kreuzkümmel
1 Teelöffel gemahlene Korianderkörner
1 Teelöffel rote Currypaste, je nach Geschmack mehr oder weniger
2 Tassen hausgemachte Kokosnussmilch (Seite 143) oder Kokosnussmilch aus der Dose
340 g Tomatenpüree
2 Tassen getrocknete rote Linsen
2 Liter (oder je nach Bedarf mehr oder weniger) Wasser oder Gemüse- oder Hühnerbrühe
1 Handvoll frischer Koriander (optional)

Fett in einem großen Suppentopf auf mittlerer bis großer Flamme schmelzen (ein Topf mit einem schweren Boden ist am besten). Zwiebel einrühren und langsam sautieren, bis sie durchscheinend und weich ist. Dann Knoblauch und Ingwer einrühren und erhitzen, bis sich ein guter Geruch verbreitet. Kreuzkümmel, Koriander und Currypaste hinzufügen und alles gut vermengen. Kokosnussmilch hinzufügen, Hitze reduzieren und die Mischung 2–3 Minuten zugedeckt köcheln lassen. Dann Tomatenpüree, Linsen und Wasser oder Brühe hinzufügen.

Deckel abnehmen und etwa weitere 30 Minuten köcheln lassen, dabei oft rühren, damit die Linsen nicht am Topf anbrennen. Die Linsen werden beim Kochen zerfallen und die Suppe dick machen. Bei Bedarf mehr Flüssigkeit hinzufügen.

Wenn die Suppe fertig ist, mit den Gewürzen abschmecken und servieren. Mit frisch geschnittenem Koriander garnieren.

Grüne Instantsuppe für eine Person

(FOOD MATTERS)

1 PORTION

1 Esslöffel Kokosfett oder Butter
½ Lauch ohne dunkelgrüne Enden und grob gehackt (oder ½ Zwiebel, grob gehackt)
1 kleine Zucchini, grob gehackt
1 Knoblauchzehe, fein gehackt
Naturbelassenes Meersalz
1½ Tassen gefiltertes oder Quellwasser oder hausgemachte Brühe
1 große Handvoll junger Spinat
1 Handvoll frische Petersilie
Saft von ½ Zitrone
Frisch gemahlener Pfeffer

Fett in einem kleinen Kochtopf auf mittlerer bis kleiner Flamme erhitzen. Lauch oder Zwiebel, Zucchini und Knoblauch in dem Fett sautieren, bis das Gemüse weich ist, und mit Salz abschmecken. Brühe hinzufügen. Zum Köcheln bringen und sofort von der Herdplatte nehmen. Spinat, Petersilie und Zitronensaft einrühren. Alles in einen Mixer geben und zu einer glatten Suppe mixen. Mit Pfeffer und Salz abschmecken.

Zucchini-Blumenkohl-Suppe mit Pilzen

(Frank Giglio)

1 ODER 2 PORTIONEN

2 Esslöffel Kokosfett
6 Tassen grob geschnittene Pilze (Zuchtchampignons, Steinpilze oder andere wilde Pilzsorte)
1 mittelgroße Speisezwiebel, grob gehackt
2 Knoblauchzehen, gehackt
1 große Zucchini, in dicke halbmondförmige Scheiben geschnitten
1 Lorbeerblatt
Gefiltertes Wasser nach Bedarf
2 Tassen geschnittener Blumenkohl
Naturbelassenes Meersalz
Frisch gemahlener Pfeffer
Frische Kräuter zum Garnieren (Rosmarin, Salbei, Thymian und/oder Petersilie)

Fett in einem großen Suppentopf auf mittlerer bis hoher Flamme erhitzen. Pilze mit einer Prise Meersalz 3–4 Minuten in dem Fett sautieren, bis sie leicht gebräunt sind. Zwiebel, Knoblauch und Zucchini hinzufügen und weitere 3–4 Minuten garen. Lorbeerblatt hinzufügen und das Gemüse mit Wasser bedecken. Topfdeckel aufsetzen, zum Köcheln bringen und dann auf kleiner bis mittlerer Flamme 12 Minuten köcheln lassen. Dann Blumenkohl hinzufügen und alles weiterköcheln lassen, bis der Blumenkohl weich ist.

Suppe entweder in kleinen Mengen in einem Mixer oder mit einem Pürierstab im Topf pürieren, bis sie glatt und cremig ist. Mit Pfeffer und Salz abschmecken und mit frischen gehackten Kräutern garnieren.

Einen noch vollmundigeren Geschmack erhält man, wenn man ¼ Tasse Mandelmilch oder 2 Esslöffel Kokosfett einrührt.

Rohe Spinat-Avocado-Suppe

(Frank Giglio)

1 ODER 2 PORTIONEN

2 Tassen hausgemachte Kokosnussmilch (Seite 143) oder Kokosnussmilch aus der Dose
2 reife Avocados, in große Stücke geschnitten
2 Handvoll junge Spinatblätter
¼ Tasse frischer Koriander
Saft von 1 Limette oder Zitrone
1 Knoblauchzehe
2 Esslöffel fein gehackte Schalotte
Naturbelassenes Meersalz zum Abschmecken

Alle Zutaten in einem Mixer zu einer glatten, cremigen Suppe verrühren. Mit Korianderblättern, Avocadostückchen oder Nüssen oder Samen Ihrer Wahl garnieren.

Mineralisierende Misosuppe

(Frank Giglio)

1 ODER 2 PORTIONEN

1 Esslöffel Kokosfett oder Butter
½ Lauch ohne dunkelgrüne Enden und grob gehackt (oder ½ Zwiebel, grob gehackt)
1 kleine Zucchini, grob gehackt
1 Knoblauchzehe, fein gehackt
Naturbelassenes Meersalz
1½ Tassen gefiltertes oder Quellwasser oder hausgemachte Brühe
1 große Handvoll junger Spinat
1 Handvoll frische Petersilie
Saft von ½ Zitrone
Frisch gemahlener Pfeffer

Fett in einem kleinen Kochtopf auf mittlerer bis kleiner Flamme erhitzen. Lauch oder Zwiebel, Zucchini und Knoblauch in dem Fett sautieren, bis das Gemüse weich ist, und mit Salz abschmecken. Brühe hinzufügen. Zum Köcheln bringen und sofort von der Herdplatte nehmen. Spinat, Petersilie und Zitronensaft einrühren. Alles in einen Mixer geben und zu einer glatten Suppe zerhacken. Mit Pfeffer und Salz abschmecken.

Herzhafter Linseneintopf

(Frank Giglio)

1 ODER 2 PORTIONEN

1 Esslöffel Kokosfett oder Butter
2 mittelgroße Speisezwiebeln, grob gehackt
2 Selleriestangen, in 2 cm große Stücke geschnitten
2 mittelgroße Möhren, in 2 cm große Stücke geschnitten
2 Tassen getrocknete grüne Linsen
1 Lorbeerblatt
1 Esslöffel getrocknete italienische Kräuter (Mischung von Basilikum, Majoran, Oregano, Rosmarin und Thymian)
5 Grünkohlblätter, klein geschnitten
1 Tasse gefrorene Erbsen
Frischer Salbei, klein geschnitten
Naturbelassenes Meersalz
Frisch gemahlener schwarzer Pfeffer

Fett in einem kleinen Kochtopf auf mittlerer bis kleiner Flamme erhitzen. Zwiebel, Sellerie und Möhren 3–4 Minuten unter häufigem Rühren in dem Fett sautieren, bis das Gemüse weich und bräunlich wird. Die Linsen hinzufügen und gleichmäßig mit der Fett-Gemüse-Mischung verrühren. Etwa 4 cm hoch mit gefiltertem oder Quellwasser bedecken. Lorbeerblatt und italienische Kräuter hinzufügen. Topfdeckel aufsetzen und zum Kochen bringen, dann Hitze reduzieren und 30 Minuten sanft köcheln lassen.

Sobald die Linsen weich sind und das Wasser aufgesaugt haben, Grünkohl und Erbsen hinzufügen. Weitere 10 Minuten kochen. Geschnittenen Salbei einrühren und abschmecken. Mit Pfeffer und Salz abschmecken und warm servieren.

SALATE UND DRESSINGS

Salat aus roter Grapefruit, Avocado und Fenchel

(FOOD MATTERS)

2 BIS 3 PORTIONEN

2 rote (rosafarbene) Grapefruits
2 Avocados, in Scheiben geschnitten
1 große oder 2 kleine Fenchelknollen, in dünne Scheiben geschnitten
1 kleine Handvoll frischer Minzeblätter, in Stücke gerissen
2 Esslöffel natives Olivenöl oder Macadamianussöl
1 Teelöffel Limettensaft
Naturbelassenes Meersalz
Frisch gemahlener schwarzer Pfeffer

Beide Enden der Grapefruit dick abschneiden. Dann von oben nach unten streifenweise die übrige Schale und die darunterliegende weiße Haut vom Fruchtkörper abschälen, bis das rote Fruchtfleisch der Grapefruit sichtbar wird. Fruchtstücke herauslösen (filetieren). Austretenden Fruchtsaft abfangen und in einer zweiten Schüssel sammeln. Zu den Grapefruitstücken die Avocado, den Fenchel und die Minze hinzufügen.

In einem Glasbecher oder einer weiteren Schüssel Olivenöl, Limettensaft und 1 Esslöffel des Grapefruitsafts verrühren und mit einer großzügigen Prise von Salz und Pfeffer abschmecken. Diese Salatsoße über die Salatmischung gießen und sanft unterrühren.

Salat mit Blumenkohl, Brokkoli und Avocado

(Frank Giglio)

2 PORTIONEN

Je 1 halber kleiner Kopf Brokkoli/Blumenkohl, in Röschen zerteilt
2 reife Avocados, gewürfelt
1 kleine Möhre, in Scheiben geschnitten
½ Tasse Rotkohl, fein geschnitten
1 Knoblauchzehe, fein gehackt
3 Esslöffel frische Petersilie, grob gehackt
2 Esslöffel Hanfsamen
½ Teelöffel Chilipulver
2 Esslöffel natives Olivenöl
Saft von 1 Zitrone
Naturbelassenes Meersalz
Frisch gemahlener schwarzer Pfeffer

Brokkoli- und Blumenkohlröschen in einem Dämpfeinsatz über kochendem Wasser dämpfen, bis sie gabelweich sind. Aus dem Dämpfeinsatz nehmen und auf zwei Tellern verteilen. Avocados in einer Schüssel mit Möhre, Kohl, Knoblauch, Petersilie, Hanfsamen Chilipulver, Olivenöl und Zitronensaft verrühren. Mit Salz und Pfeffer abschmecken. Mischung neben oder über das Gemüse geben und servieren.

Salat mit Erdbeeren, Pekannüssen und Ziegenkäse

(FOOD MATTERS)

4 PORTIONEN

4 Handvoll junger grüner Blattsalat
6 oder mehr Erdbeeren, entstielt und halbiert
⅓ Tasse aktivierte Pekannüsse (siehe Seite 257), die über Nacht eingeweicht wurden
50 g weicher Ziegenkäse
⅓ Tasse natives Olivenöl
2 Esslöffel Balsamessig oder Apfelessig
¼ Teelöffel naturbelassenes Meersalz

Jungen Blattsalat etwas zerreißen und auf Tellern wie ein Bett anrichten. Erdbeeren, Pekannüsse und Ziegenkäse dekorativ darüber verteilen.

In einem Becher Öl, Essig und Salz gut vermischen, über den Salat träufeln und servieren.

Blaubeersalat mit Zitronen-Ingwer-Sauce

(FOOD MATTERS)

4 PORTIONEN

Für den Salat

1 Bund frischen Koriander, nur die Blätter
1 Bund frische Minze, nur die Blätter
1 Bund frische glatte Petersilie, nur die Blätter
1 Tasse frische Blaubeeren

Für das Dressing

2 Teelöffel fein geraspelte Ingwerwurzel
½ Tasse kalt gepresstes Macadamianussöl oder natives Olivenöl
Schale und Saft von 1 ungespritzten Zitrone
1 Knoblauchzehe, gehackt
½ Teelöffel naturbelassenes Meersalz
2 Teelöffel roher Honig (optional)

Zur Vorbereitung der Salatsauce pressen Sie zuerst den geraspelten Ingwer in Ihrer Hand und lassen den freiwerdenden Ingwersaft in ein Glas träufeln. Ingwerfasern wegwerfen. Zum Ingwersaft Öl, Zitronenschale, Zitronensaft, Knoblauch und Salz sowie wenn gewünscht Honig hinzufügen und verrühren.

Salatkräuter grob zerschneiden und dann mit den Beeren und dem Dressing vermengen. Sofort servieren.

▶ Kräuter sind besonders nährstoffreich und enthalten viele Antioxidantien, die den Körper gegen Zell- und DNA-Schäden schützen.

Schöne-Haut-Salat

(FOOD MATTERS)

2 PORTIONEN

1 kleine rote Zwiebel, in dünne Scheiben geschnitten, am besten mit einem Gemüsehobel
Saft von 3 Limetten
2 kleine Gurken, längs halbiert
2 Handvoll junger Rucola
2 Handvoll junger Blattspinat
1 Möhre, geraspelt
2 Radieschen, in dünne Scheiben geschnitten, am besten mit einem Gemüsehobel
Fruchtfleisch von 1 Avocado
1 Esslöffel roher Apfelessig
1 Prise gemahlener Cayennepfeffer
1 Teelöffel roher Honig
1 Handvoll frische Kräuter (Dill, Koriander oder Basilikum)
¼ Teelöffel naturbelassenes Meersalz

Zwiebelscheiben 10 Minuten lang in einer Schüssel in dem Limettensaft einweichen. Gurken mit einem Teelöffel von den Samen befreien und Samen in ein Mixgerät geben. Gurken kleinschneiden.

Rucola und Spinatblätter in eine Salatschüssel geben. Gurken, Möhre und Radieschen darauf verteilen. Zwiebel aus dem Limettensaft nehmen und zum Salat hinzufügen.

Im Mixer die Gurkensamen und den übriggebliebenen Limettensaft mit Avocado, Essig, Cayennepfeffer, Honig, Kräutern und Salz vermischen und mixen, bis eine glatte Masse entsteht. (Eventuell etwas Wasser hinzufügen.) Sauce großzügig über den Salat verteilen und vor dem Servieren leicht vermengen.

▶ Zwiebel und Rucola haben einen hohen Gehalt an Schwefel in einer natürlichen Verbindung, die die Leber und die Haut reinigt. Radieschen und Gurken enthalten viel Silizium, das Haare, Haut und Nägel stärkt und mit Feuchtigkeit versorgt.

Guter alter Gartensalat

(Frank Giglio)

1 PORTION

Für den Salat

80 g gemischter Blattsalat
1 rote Paprikaschote, geputzt und in dünne Scheibchen geschnitten
1 Möhre, in Halbmonde geschnitten
1 kleine Rote Bete, geraspelt
Rohe Maiskörner von einem Bio-Maiskolben
6 Kirschtomaten, jede in zwei Hälften geschnitten
2 Esslöffel klein geschnittener Schnittlauch
2 bis 3 Teelöffel rohe Sonnenblumenkerne
¼ Tasse Rotalgenflocken

Für das Dressing

Fruchtfleisch von einer reifen Avocado
1 mittelgroße Knoblauchzehe
¾ bis 1 Tasse gefiltertes oder Quellwasser
¼ Tasse Apfelessig
2 Teelöffel roher Honig
2 Teelöffel mexikanische Gewürzmischung
4 Tassen dünn gehobeltes Weißkraut

Für das Dressing alle Zutaten in einem Mixgerät auf hoher Stufe verrühren, bis die Mischung glatt und cremig ist. Nach Bedarf Wasser hinzufügen, um die gewünschte Konsistenz zu erreichen. Überschüssige Salatsoße kann bis zu vier Tage im Kühlschrank aufbewahrt werden.

Alle Salatzutaten in eine große Schüssel geben. Mit dem Dressing beträufeln und alles gut vermengen, um es zu verteilen. Nach Geschmack leicht salzen, dann servieren.

Caesars Salatdressing

(Jon Gabriel)

ERGIBT ¾ TASSE

1 Eigelb von einem mittelgroßen Bio-Ei aus Freilandhaltung
2 Teelöffel Dijon-Senf
1 Knoblauchzehe
2 Esslöffel Zitronensaft
3 Sardellen
¼ Tasse Parmesan
½ Tasse natives Olivenöl

Eigelb, Senf, Knoblauch, Zitronensaft, Sardellen und Parmesan in der Küchenmaschine vermischen. Nach und nach das Öl hinzufügen, bis eine glatte und cremige Konsistenz erreicht ist. Über Ihren Salat träufeln, mit Flachssamen bestreuen und servieren.

Mayonnaise

(Jon Gabriel)

ERGIBT ¾ TASSE

2 Eigelbe von mittelgroßen Bio-Eiern aus Freilandhaltung
1 Teelöffel Dijon-Senf
1 Esslöffel weißer Weinessig
1 Esslöffel Zitronensaft
½ Tasse natives Olivenöl
Naturbelassenes Meersalz und schwarzer Pfeffer zum Abschmecken

Eigelbe, Senf, Essig und Zitronensaft in einer Küchenmaschine oder einem Mixer vermengen. Nach und nach Öl hinzufügen und in die Mischung mixen. Erst wenn das Öl gut aufgenommen wurde, mehr hinzufügen. Nachdem das gesamte Öl hinzugefügt wurde, noch einige Sekunden länger mixen, bis die Masse eine dicke und cremige Konsistenz erreicht. Mit Salz und Pfeffer abschmecken. Die Mayonnaise kann bis zu zwei Tage lang im Kühlschrank aufbewahrt werden.

Honig-Senf-Salatsauce

(Jon Gabriel)

ERGIBT ¾ TASSE

1 Teelöffel körniger Senf
1 Teelöffel roher Honig
1 Esslöffel weißer Weinessig
½ Tasse natives Olivenöl
Naturbelassenes Meersalz und schwarzer Pfeffer zum Abschmecken
1 Esslöffel Petersilie (optional)

Senf, Honig, Essig, Öl, Salz und Pfeffer in einen Schüttelbecher füllen. Deckel fest aufschrauben und schütteln, bis sich alle Zutaten gut vermengt haben. Salatsauce unmittelbar vor dem Servieren über den Salat gießen oder in einem separaten Kännchen auf den Tisch stellen, damit jeder sich selbst bedienen kann. Salat mit der Petersilie garnieren.

Nizza-Salatdressing

(Jon Gabriel)

ERGIBT ¾ TASSE

1 Teelöffel gemahlene Flachssamen
1 grüne Frühlingszwiebel, klein gehackt
1 Knoblauchzehe, gepresst
1 Teelöffel Dijon-Senf
1 Esslöffel weißer Weinessig
1 Esslöffel Zitronensaft
⅔ Tasse natives Olivenöl
¼ Tasse Basilikumblätter
Naturbelassenes Meersalz und schwarzer Pfeffer zum Abschmecken

Alle Zutaten außer Salz und Pfeffer in einem Mixer verrühren, bis die Mischung gut vermengt ist. Mit Salz und Pfeffer abschmecken.

Salat aus Sellerie, bitterem grünem Gemüse und Eiern mit Sardellen

(FOOD MATTERS)

2 BIS 4 PORTIONEN

Für den Salat

- **4 mittelgroße Bio-Eier aus Freilandhaltung**
- **2 Handvoll Endivie, grob geschnitten**
- **2 Handvoll junge Blätter vom Römersalat**
- **2 Selleriestangen, ohne Blätter, in dünne Scheiben geschnitten**

Für das Dressing

- **Blätter von 2 jungen Rosmarinzweigen, fein gehackt**
- **1 Knoblauchzehe, fein gehackt**
- **8 Sardellenfilets aus Dose oder Glas in Olivenöl eingelegt, abgeseiht und klein geschnitten**
- **Saft von 1 Zitrone**
- **¼ Tasse natives Olivenöl**

Eier 3–4 Minuten in Wasser kochen, dann mit kaltem Wasser abschrecken. Beiseite stellen.

Endivie und Römersalatblätter mit den Selleriescheiben auf einem Teller arrangieren.

Vermischen Sie alle Zutaten für die Salatsauce in einem Glas. Gießen Sie genug Salatsauce über die Blätter und den Sellerie, dass sie beim Vermengen gleichmäßig damit bedeckt sind. Eier schälen, klein schneiden und über den Salat streuen. Leicht unterheben. Die Eigelbe werden die Salatsauce dicker machen.

Salat mit geröstetem Gemüse und Joghurtsauce

(FOOD MATTERS)

2 BIS 4 PORTIONEN

Für den Salat

1 Tasse Süßkartoffel oder Jamswurzel, grob in etwa 2 cm dicke Würfel geschnitten
1 Tasse Speisekürbis oder Butternusskürbis, grob in etwa 2 cm dicke Würfel geschnitten
1 frische Rote Bete, grob in etwa 2 cm dicke Würfel geschnitten
2 kleine gelbe Zwiebeln, geviertelt
1 Zucchini, grob in etwa 4 cm lange Stücke geschnitten
2 Esslöffel Kokosfett
½ Teelöffel naturbelassenes Meersalz
1 Teelöffel gemahlener Kreuzkümmel
¼ Teelöffel gemahlener Kurkuma
4 Handvoll gemischte zarte grüne Blätter (Rapunzel, Römersalat, junger Spinat usw.)
1 Handvoll frische Kräuter (Minze, Koriander oder glatte Petersilie), grob gewiegt

Für das Dressing

½ Tasse Naturjoghurt
2 Teelöffel natives Olivenöl
1 Knoblauchzehe, fein gehackt
Naturbelassenes Meersalz

Ofen auf 180 °C vorheizen. Auf einem großen Backblech die Süßkartoffel oder die Jamswurzel, den Speisekürbis oder Butternusskürbis, Rote Bete, Zwiebeln und Zucchini verteilen. Gemüse unter regelmäßigem Wenden von allen Seiten kurz im Kokosfett anbraten und mit Salz, Kreuzkümmel und Kurkuma bestreuen. Wenn Ihr Kokosfett hart ist, wärmen Sie es einige Minuten auf dem Backblech im Ofen auf, bevor Sie Gemüse und Gewürze hinzufügen. Rösten Sie das Gemüse, bis die Stücke gebräunt sind und sich weich anfühlen. Dann aus dem Ofen nehmen und auskühlen lassen.

Alle Zutaten für die Salatsauce in einem Glas verrühren. Grüne Salatblätter und frische Gewürze auf einem großen Teller verteilen. Geröstetes Gemüse mit den Salatblättern und Kräutern vermengen, dann Sauce darüber gießen und servieren.

Asiatisch inspirierter Quinoa-Salat

(Frank Giglio)

2 BIS 4 PORTIONEN

Für den Salat

1½ Tassen Quinoa
1 Esslöffel gemahlener Kurkuma
1 Tasse Arame (beliebte japanische Meeresalge), 20 Minuten lang eingeweicht, abgeseiht und abgespült
1 Tasse geraspelte Möhren
¾ Tasse dünne Zucchinischeiben
1 geputzte rote Paprikaschote, in mittelgroße Stücke geschnitten
¼ Tasse frischer Koriander, grob gehackt
¼ Tasse Sesamsamen, geröstet ⅛

Für die Salatsauce

1 Esslöffel klein geschnittene Ingwerwurzel
⅛ Tasse natives Olivenöl
¼ Tasse Ume-Pflaumenessig
Weizenfreie Tamari

Vor Zubereitung dieses Salats empfiehlt es sich (muss aber nicht unbedingt sein), die Quinoa keimen zu lassen.* Dazu weicht man die Quinoa in einer Schüssel mit drei Tassen Wasser ein. Zwei Stunden bei Zimmertemperatur stehen lassen, dann abseihen und gut abspülen. Wieder in die Schüssel geben und bei Zimmertemperatur weitere acht bis zwölf Stunden stehen lassen. Danach müssten Sie kleine Sprossen aus jedem kleinen Quinoasamen sprießen sehen. Wieder abseihen. In einem Topf 2¾ Tassen Wasser zum Kochen bringen und die Quinoa hinzufügen. Abdecken und auf mittlerer Hitze 10 Minuten lang köcheln lassen, dabei nach etwa fünf Minuten Kurkuma dem Wasser hinzufügen. Sobald die Kochzeit abgelaufen ist, Herd abschalten und den Topf zugedeckt weitere fünf Minuten auf der Platte stehen lassen. Danach die Quinoa in eine Schüssel geben.

Während die gekochte Quinoa noch warm ist, Arame, Möhren, Zucchini, Paprikaschote, Koriander und Sesamsamen hineinrühren.

Für die Salatsauce mit einem Rührbesen behutsam alle Salatsaucen-Zutaten vermischen, bis sie alle gut aufgenommen wurden. Genug Sauce in die Quinoamischung einrühren, bis alles gut vermengt ist, dann servieren.

*Wenn die Zeit knapp ist, einfach drei Tassen Wasser in einem Topf zum Kochen bringen, die Quinoa hinzufügen und Hitze reduzieren. 12 bis 15 Minuten zugedeckt köcheln lassen. Die letzten obigen Schritte durchführen, Kurkuma hinzufügen und abkühlen lassen.

Rucolasalat mit Parmesan und Granatapfel

(FOOD MATTERS)

2 BIS 3 PORTIONEN

1 großer reifer Granatapfel
2 Handvoll junge Rucola- oder Spinatblätter
2 Esslöffel natives Olivenöl
1 Esslöffel roher Apfelessig
1 Prise naturbelassenes Meersalz
Frisch gemahlener schwarzer Pfeffer
50 g Parmesan, gehobelt

Granatapfel halbieren, über einer großen Schüssel mit der aufgeschnittenen Seite nach unten in der Handfläche halten und mit einem Kochlöffel kräftig auf die Oberseite des Granatapfels schlagen. Die Samen und der Saft müssten so durch Ihre Finger rinnen. Übriggebliebene Kerne mit einem Löffel herausschaben. Dasselbe mit der anderen Hälfte des Granatapfels wiederholen. Dann den Saft in einen Schüttelbecher abseihen.

Rucola oder Spinatblätter auf einem Teller verteilen. Dem abgeseihten Granatapfelsaft im Becher Öl, Essig, Salz und etwas Pfeffer hinzufügen, Deckel aufsetzen und kräftig schütteln. Diese Sauce großzügig über die Salatblätter träufeln, Granatapfelsamen darüber verteilen und mit Parmesanflocken bestreuen. Servieren.

Chinesischer Lachssalat

(Frank Giglio)

2 PORTIONEN

Für den Salat

200 g Wildlachsfilet
2 Tassen gehobelter Chinakohl
1 Tasse frische würzige grüne Blätter (Wasserkresse, Senf usw.), in bissgerechte Stücke zerrissen
1 große Möhre, in kleine Stifte geschnitten
3 bis 4 Radieschen, sehr dünn geschnitten
¼ frischer Koriander, grob gehackt
1 Teelöffel Sesamsamen

Für das Dressing

3 Esslöffel brauner Reisessig
2 Teelöffel geröstetes Sesamöl
2 Teelöffel natives Olivenöl
1 Esslöffel frisch geriebene Ingwerwurzel
1 Esslöffel Kichererbsenmiso
Prise rotes Chilipulver

Ofen auf 180 °C vorheizen.

In einer großen Schüssel alle Zutaten für die Salatsauce vermischen. Lachsfilet in eine Backform setzen und von allen Seiten mit einigen Löffeln voller Salatsauce bestreichen. Fisch ohne Deckel 10–12 Minuten im Ofen braten, dann aus dem Ofen nehmen und abkühlen lassen.

Lachs in einer großen Schüssel in Flocken zerteilen. Chinakohl, würzige grüne Blätter, Möhre, Radieschen, Koriander und Sesamsamen hinzufügen. Die restliche Salatsauce unterheben, bis alle Zutaten gleichmäßig damit bedeckt sind, und servieren.

Warmer Avocado-Hühnchen-Salat

(Jason Vale)

2 PORTIONEN

2 Hühnerbrüste ohne Haut (vorzugsweise Bio und aus Freilandhaltung)
2 Handvoll Rucola
1 große reife Avocado
50 g Parmesan
Saft von 1 Zitrone
Natives Olivenöl

Hühnchen etwa 20 Minuten gar grillen, dann in große Stücke schneiden.

Rucola waschen und in eine Salatschüssel geben. Avocado in große Stücke schneiden und mit dem Hühnchen dem Salat beifügen. Parmesan mit einem Kartoffelschäler oder einem scharfen Messer in dünne Scheibchen darüber schaben. Zuletzt alles mit Zitronensaft und einer gesunden Portion Olivenöl begießen.

Leckerer Burger-Salat mit Zitronen-Kräuter-Vinaigrette

(Frank Giglio)

1 PORTION

Für den Burger

100 g Hackfleisch von Weiderind, Reh oder Bison
2 Teelöffel frisch gehackter Thymian (oder getrockneter Thymian)
1 Knoblauchzehe, feingehackt
1 Teelöffel naturbelassenes Meersalz
1 Prise frisch gemahlener schwarzer Pfeffer
1 Esslöffel Kokosfett

Für den Salat

50 g frische Salatblätter
1 kleine Tomate, gewürfelt
8–10 grüne Bohnen, blanchiert
½ Tasse Brokkoliröschen, gedämpft
¼ entkernte Kalamata-Oliven
Einige rote Zwiebelringe

Für die Zitronen-Kräuter-Vinaigrette

¼ Tasse Apfelessig
½ bis ¾ Tasse natives Olivenöl
1 Knoblauchzehe, fein gehackt
½ Teelöffel getrockneter Oregano
1 Teelöffel körniger Senf
2 Teelöffel roher Honig (optional)
Prise naturbelassenes Meersalz
Frisch gemahlener schwarzer Pfeffer zum Abschmecken

Für den Burger Thymian, Knoblauch, Salz und Pfeffer mit dem Hackfleisch verkneten und dann Frikadellen formen. Kokosöl in einer Pfanne mit dickem Boden auf mittlerer Flamme erhitzen. Burger vorsichtig in die Pfanne legen. Auf jeder Seite 2–3 Minuten oder bis zum gewünschten Garungsgrad anbraten.

Während die Frikadellen braten, den Salat und die Vinaigrette zubereiten. Für die Vinaigrette mixt man alle Zutaten entweder mit einem Mixer oder in einem Schüttelbecher zusammen. Die Zutaten für den Salat – grüne Salatblätter, Tomate, grüne Bohnen, Brokkoli, Oliven und Zwiebel – werden in einer Schüssel vermengt und mit der Vinaigrette benetzt. Den Salat auf einem Teller anhäufen und den gebratenen Burger obendrauf setzen. Alternativ den Burger aufschneiden und mit dem Salat vermischen.

SALATE UND DRESSINGS

Köstlicher griechischer Salat

(Jason Vale)

2 PORTIONEN

150 g Ziegenkäse
½ rote Zwiebel
½ rote Paprikaschote
½ gelbe Paprikaschote
¼ Salatgurke
1 große Handvoll knackige, entkernte Kalamata-Oliven (oder andere Oliven Ihrer Wahl)
1 Handvoll Baby-Tomaten
Natives Olivenöl
Balsamessig
Frisch gemahlener schwarzer Pfeffer

Ziegenkäse, Zwiebel, Paprikaschoten und Gurke in große Stücke schneiden und in eine Salatschüssel geben. Oliven und Tomaten hinzufügen und alles gut vermischen. Einen großzügigen Schuss Olivenöl und Balsamessig über den Salat gießen. Mit schwarzem Pfeffer abschmecken.

Quinoa-Salat mit duftenden Gewürzen

(Frank Giglio)

2 ODER 3 PORTIONEN

1½ Tassen Quinoa
1 Esslöffel gemahlener Kurkuma
1 knackiger Apfel, in kleine Stücke geschnitten
3 Selleriestangen, in Halbmonde geschnitten
1 kleiner roter Zwiebel, fein geschnitten
½ Tasse frischer Koriander, grob geschnitten
½ Tasse frische Petersilie, grob geschnitten
3 Esslöffel natives Olivenöl
1 bis 2 Esslöffel Apfelessig
1 Esslöffel ganze Kreuzkümmelsamen, geröstet
1 Esslöffel gemahlene Koriandersamen
Naturbelassenes Meersalz
¼ geschälte Kürbiskerne
¼ Tasse Granatapfelsamen (falls verfügbar)

Vor Zubereitung dieser Speise ist es empfehlenswert (muss aber nicht unbedingt sein), die Quinoa keimen zu lassen.* Dazu weicht man sie in einer Schüssel mit drei Tassen Wasser ein. Zwei Stunden bei Zimmertemperatur stehen lassen, dann abseihen und gut abspülen, wieder in die Schüssel geben und bei Zimmertemperatur weitere acht bis zwölf Stunden stehen lassen. Danach müssten kleine Sprossen aus jedem kleinen Quinoasamen sprießen. Wieder abseihen. In einem Topf knapp drei Tassen Wasser zum Kochen bringen und die Quinoa hinzufügen. Abdecken und auf mittlerer Hitze 10 Minuten lang köcheln lassen, dabei nach etwa 5 Minuten Kurkuma hinzufügen. Sobald die Kochzeit abgelaufen ist, Herd abschalten und Topf zugedeckt weitere 5 Minuten auf der Platte stehen lassen. Quinoa in eine Schüssel geben. Bei Zimmertemperatur abkühlen lassen.

Wenn die Quinoa völlig abgekühlt ist, Apfel, Sellerie, Zwiebel, Koriander und Petersilie, Olivenöl und Apfelessig hineinrühren. Mit Kümmel und Koriandersamen würzen, nach Wunsch mit einer Prise Meersalz abschmecken. Soweit verfügbar, mit Kürbiskernen und Granatapfelkernen garnieren.

Um das Gericht aufzuwerten, kann man gekochte Kichererbsen oder gegrilltes Hühnchen oder frisch gebratenen Wildfisch wie Lachs, Schellfisch oder Heilbutt dazu servieren.

*Wenn die Zeit knapp ist, einfach drei Tassen Wasser in einem Topf zum Kochen bringen, die Quinoa hinzufügen und Hitze reduzieren. 12 bis 15 Minuten zugedeckt köcheln lassen. Die letzten oben beschriebenen Schritte durchführen, Kurkuma hinzufügen und abkühlen lassen.

Blumenkohlpüree

(FOOD MATTERS)

2 BIS 4 PORTIONEN ALS BEILAGE

1 Kopf Blumenkohl, in Röschen zerteilt
1 Esslöffel Butter
1 Knoblauchzehe, fein gehackt
½ Teelöffel naturbelassenes Meersalz
¼ Teelöffel frisch gemahlener schwarzer Pfeffer
Gemahlene Muskatnuss (wenn frisch, eine feine Reibe verwenden)

Blumenkohlröschen in einen Dampfeinsatz über kochendem Wasser gar dämpfen. In einem Sieb abtropfen lassen.

Blumenkohl, Butter, Knoblauch, Salz und Pfeffer vermengen. Entweder alles mit einem Kartoffelstampfer in einer Schüssel pürieren oder in einer Küchenmaschine verarbeiten. Nach Geschmack würzen. Mit etwas Muskat bestreut servieren.

▶ Kreuzblütige Gemüsesorten wie Blumenkohl enthalten weniger Stärke (Kohlehydrate) und weitaus mehr Nährstoffe als Kartoffeln. Andere Gemüsesorten mit geringem Stärkegehalt und damit ohne die glykämische Last, die sich gut pürieren lassen, sind unter anderem Kohlrabi und Sellerieknollen. Wenn man Butter (von Kühen aus Weidehaltung) hinzufügt, setzt man Stoffe frei, die eine bessere Aufnahme von Mineralien und fettlöslichen Nährstoffen ermöglichen.

Spinatreis

(FOOD MATTERS)

4 BIS 6 PORTIONEN

2 Esslöffel Butter oder Kokosfett
1 große Lauchstange, nur das Weiße, fein geschnitten
2 Knoblauchzehen, fein gehackt
1 Tasse Basmati-Reis
2 Tassen heißes Wasser oder hausgemachte Brühe
2 kleine Bund Bio-Spinat, gut gewaschen
1 Handvoll frischer Dill, gehackt
1 Handvoll frische Petersilie, gehackt
2 Esslöffel frisch gepresster Zitronensaft
Naturbelassenes Meersalz
Frisch gemahlener schwarzer Pfeffer
Natives Olivenöl

Butter in einem großen, tiefen Topf auf kleiner Flamme schmelzen lassen. Lauch und Knoblauch in der Butter sautieren, bis sie weich und aromatisch sind. Reis hinzufügen und gut verrühren, bis alle Reiskörner mit Butter und Lauch bedeckt sind. Wasser und Brühe mit ½ Teelöffel Meersalz hinzufügen und zum Köcheln bringen. Auf kleiner Flamme 10–15 Minuten zugedeckt köcheln lassen. Wenn die Flüssigkeit aufgesaugt ist, kann man bei Bedarf mehr hinzufügen, um ein Anbrennen zu verhindern, bis der Reis gar ist. Von der Herdplatte nehmen und zugedeckt stehen lassen.

Die Stängel von den Spinatblättern abschneiden, Spinat gut abspülen und die Blätter in einen Topf geben, dessen Boden fingerdick mit siedendem Wasser bedeckt ist. Für nur ein bis zwei Minuten zugedeckt köcheln lassen, bis die Blätter zusammenfallen. In einem Seiher abtropfen lassen.

Spinat grob schneiden, dann zusammen mit Dill, Petersilie und Zitronensaft zur Reismischung hinzufügen. Mit Salz und Pfeffer abschmecken. Mit Olivenöl beträufeln und eventuell mit einigen Zitronenspalten garniert servieren.

▶ Basmati ist ein duftender Langkornreis mit einem niedrigeren glykämischen Index als andere Reissorten. Das liegt an seinem hohen Gehalt an Amylose, einer Art von Kohlehydraten, die schwerer verdaulich sind und sich daher weniger stark auf den Blutzuckerspiegel auswirken.

Zusammengefallener Kohl

(FOOD MATTERS)

4 PORTIONEN

1 Bio-Kohl jedweder Art, z. B. Grün- oder Krauskohl
1 oder 2 Zitronen
Naturbelassenes Meersalz
Bio-Butter oder natives Olivenöl

Holzige Teile des Kohls entfernen. Blätter mit gefiltertem Wasser waschen, nicht trocken schleudern und in einem Topf auf mittlerer Flamme erhitzen. Wenn der Kohl anfängt zu köcheln, Hitze verringern und zugedeckt 6 bis 8 Minuten dünsten, bis die Blätter völlig zusammengefallen sind, aber noch etwas Biss haben.

Kohl abseihen und überschüssige Flüssigkeit z. B. mit dem Rücken eines Löffels ausdrücken. Grob schneiden und auf einen Teller geben, großzügig mit Zitronensaft beträufeln, mit Salz bestreuen und ein Stück Butter darauflegen oder mit etwas Olivenöl begießen.

Rohe Zucchini Alfredo (milchfrei)

(FOOD MATTERS)

4 PORTIONEN

- **4 Zucchini**
- **1 Tasse Macadamianüsse, über Nacht in Wasser mit einem Teelöffel Salz eingeweicht**
- **1 Knoblauchzehe, gehackt**
- **1 Tasse natives Olivenöl**
- **½ Tasse gefiltertes oder Quellwasser**
- **Saft von 1 Zitrone**
- **2 Teelöffel weizenfreie Tamari**
- **¼ Teelöffel gemahlener Cayennepfeffer**
- **1 Prise naturbelassenes Meersalz**

Hinweis: Dieses Gericht schmeckt wie Nudeln Alfredo, ist aber nicht so schwer und kalorienreich.

Zucchini mit einem Kartoffelschäler in dünne Streifen zerschneiden, so, dass sie wie Fettucini aussehen.

Alle anderen Zutaten in einem Mixer verrühren und als Sauce über die Zucchini gießen.

Gemüse-Frittatine

(Jon Gabriel)

6 PORTIONEN

2 Esslöffel natives Olivenöl oder Kokosfett
1 kleine braune Zwiebel, gewürfelt
⅓ Tasse Brokkoli, fein geschnitten
1 Knoblauchzehe, zerdrückt
1 mittelgroßes Bio-Ei aus Freilandhaltung
⅓ Tasse Möhre, geraspelt
⅓ Tasse Zucchini, geraspelt
1 Teelöffel Thymian
Naturbelassenes Meersalz und Pfeffer nach Geschmack

1 Teelöffel Kokosfett auf mittlerer Flamme in einer Bratpfanne erhitzen. Zwiebel, Brokkoli und Knoblauch dazugeben und etwa 3 Minuten anbraten. Pfanne von der Herdplatte nehmen.

Ei in einer mittelgroßen Schüssel aufschlagen. Zwiebel, Brokkoli und Knoblauch aus der Bratpfanne in die Schüssel geben. Möhre, Zucchini, Thymian, Salz und Pfeffer hinzufügen. Gut vermengen, bis alles mit dem Ei bedeckt ist.

Bratpfanne mit einem Papiertuch auswischen. Ein wenig Kokosfett in der Bratpfanne erhitzen; gerade nur so viel, um ein Anbacken zu verhindern. Dann dessertlöffelgroße Mengen der Mischung in die Bratpfanne geben, dabei mit der Kelle bis an den Boden der Schüssel gehen, um sicherzustellen, dass immer etwas Ei aufgenommen wird. Auf jeder Seite zwei Minuten bräunen. Zwischen den Portionen die Bratpfanne auswischen und frisch einfetten. Frittatine mit Flachssamen bestreut servieren.

Süßkartoffelfritten

(FOOD MATTERS)

3 ODER 4 PORTIONEN

2 mittelgroße Süßkartoffeln, geschält und in fingerdicke Fritten geschnitten
3 bis 4 Esslöffel Kokosfett
Naturbelassenes Meersalz
Milder oder edelsüßer gemahlener Paprika

Ofen auf 210 °C vorheizen.

Backblech mit Backpapier auslegen. Süßkartoffelfritten in Kokosfett wenden (Fett zuerst schmelzen, wenn nötig) und mit etwas Abstand voneinander auf dem Blech verteilen. Großzügig mit Salz und Paprika bestreuen.

10 Minuten backen. Aus dem Ofen nehmen, jedes einzelne Stück wenden und wieder in den Ofen schieben. Weitere 10–15 Minuten braten, bis die Fritten außen goldgelb und innen weich sind.

▶ In Kokosfett und ohne Transfette zubereitet ist dies eine nahrhaftere und schmackhaftere Alternative zu den üblichen Pommes. Probieren Sie auch andere Wurzelgemüse aus, zum Beispiel Petersilienwurzeln, Wurzelsellerie oder Möhren.

Grüne Bohnen auf asiatische Art

(Dr. Joseph Mercola)

6 PORTIONEN

1 Esslöffel Kokosfett
1 Pfund grüne Stangenbohnen, Enden abgeschnitten
2 Knoblauchzehen, klein gehackt
5 cm langes Stück Ingwerwurzel, klein gehackt
3 Esslöffel weizenfreie Tamari
¼ Tasse frisch gepresster Zitronensaft
Naturbelassenes Meersalz
Frisch gemahlener schwarzer Pfeffer
Sesamsamen

Fett in einer schweren Pfanne auf mittlerer Flamme erhitzen. Grüne Bohnen zwei Minuten in dem Fett erhitzen. Knoblauch, Ingwer und Tamari hinzufügen und etwa weitere vier Minuten sautieren, bis die Bohnen weich und gleichzeitig noch knackig sind. Von der Platte nehmen und mit Zitronensaft beträufeln. Nach Geschmack salzen und pfeffern. Mit Sesamsamen bestreut servieren.

Blattkohl mit Knoblauch

(Dr. Joseph Mercola)

5 PORTIONEN

1 grüner Kohl (etwa ¾ kg)
2 Esslöffel Kokosfett
1 mittelgroße Knoblauchzehe, klein gehackt
½ Teelöffel getrocknete Chiliflocken
Naturbelassenes Meersalz
Frisch gemahlener schwarzer Pfeffer
Saft von 1 Zitrone
50 g Feta-Käse

Kohl waschen und trockentupfen. Den Strunk entfernen und die Kohlblätter in etwa 3 cm große Stücke schneiden. Das Fett in einer großen Bratpfanne auf mittlerer Flamme erhitzen. Knoblauch etwa 30 Sekunden lang im Fett sautieren, bis er eine leicht bräunliche Farbe annimmt, dann Kohl und Chiliflocken hinzufügen. Nur so lange dünsten, bis der Kohl zusammenfällt. Nach Geschmack salzen und pfeffern. Von der Platte nehmen. Mit Zitronensaft beträufeln und mit Feta-Käse bestreut servieren.

GEMÜSEGERICHTE

Hijiki-Shiitake-Sauté

(Dr. Joseph Mercola)

4 PORTIONEN

1 Tasse Hijiki (eine Meeresalge, die man in asiatischen Lebensmittelgeschäften bekommt)
3 Tassen gefiltertes oder Quellwasser
1 mittelgroße Zwiebel, in Scheiben geschnitten
1 Möhre, in streichholzdicke Stäbchen geraspelt
1 Esslöffel geröstetes Sesamöl
2 Tassen Shiitake-Pilze, in Scheiben geschnitten
1 Tasse Apfelsaft
2 Esslöffel weizenfreie Tamari
1 Teelöffel frisch geriebene Ingwerwurzel

Hijiki zehn Minuten lang in Wasser einweichen. In einem Sieb waschen und das Wasser aufbewahren.

In einem Topf die Zwiebel und die Möhre im Sesamöl sautieren, bis die Zwiebel durchsichtig ist. Hijiki hinzufügen, dann mit dem Hijiki-Wasser aufgießen. Shiitake-Pilze und Apfelsaft hinzufügen. Zugedeckt zum Kochen bringen, dann Hitze reduzieren und 45 Minuten leicht köcheln lassen.

Tamari und den Saft aus der geraspelten Ingwerwurzel einrühren. Köcheln lassen, bis der größte Teil der Flüssigkeit verdampft ist. Warm oder kalt servieren.

Baby-Pak-Choi mit Ingwer

(Dr. Joseph Mercola)

SERVES 4

6 Köpfe Baby-Pak-Choi
1½ Esslöffel Reisessig
1½ Esslöffel weizenfreie Tamari
1 Esslöffel Mirin
½ Teelöffel roher Honig
2 Esslöffel geröstetes Sesamöl
1 Esslöffel Kokosfett
1 Prise rote Chiliflocken
3 Knoblauchzehen, feingehackt
1 Esslöffel frisch geriebene Ingwerwurzel
2 Frühlingszwiebeln
1 Teelöffel frisch gepresster Zitronensaft
1 Esslöffel geröstete Sesamsamen

Hinweis: Bereiten Sie zuerst alle Zutaten vor, da das Braten in der Pfanne flott gehen muss.

Enden der Pak-Choi-Köpfe abschneiden. Blätter voneinander trennen und in kleine Stücke schneiden. Dabei Stängel und Blätter trennen.

In einer Schüssel Essig, Sojasoße, Reiswein, Honig und Sesamöl zusammenmischen und beiseitestellen.

Eine kleine Pfanne oder einen Wok über großer Flamme erhitzen. Kokosfett hinzufügen und alle Bereiche der Pfanne damit benetzen. Bak-Choi-Stängel mit roten Chiliflocken, Knoblauch, Ingwer und Frühlingszwiebeln 30 Sekunden lang anbraten. Saucenmischung hinzufügen und etwa eine weitere Minute braten, bis die Mischung dicker wird. Pak-Choi-Blätter hinzufügen und weitere 30 Sekunden anbraten, bis die Blätter zusammenfallen. Auf einen Teller legen, mit Zitronensaft beträufeln und mit Sesamsamen bestreuen. Sofort servieren.

Süßsaurer Rosenkohl

(Dr. Joseph Mercola)

4 BIS 6 PORTIONEN

500 g geputzter Rosenkohl
2 Esslöffel Balsamessig
2 Esslöffel Ahornsirup
1 Teelöffel Dijon-Senf
2 Esslöffel Olivenöl
½ Tasse geröstete Erdnüsse
Naturbelassenes Meersalz zum Abschmecken
Frisch gemahlener schwarzer Pfeffer zum Abschmecken

Rosenkohl in einem mittelgroßen Topf in kochendem Salzwasser etwa sieben Minuten lang garen. Abgießen und in Viertel schneiden.

In einer Schüssel Essig, Ahornsirup und Senf vermischen. Dann unter ständigem Rühren nach und nach das Olivenöl hinzufügen und verrühren, bis es vollständig aufgenommen wird.

Rosenkohl, Erdnüsse, Salz und Pfeffer vermengen. Vinaigrette darüber gießen und leicht unterheben. Sofort servieren.

Gebackenes Tempeh mit Shiitake und Süßkartoffel

(Frank Giglio)

2 PORTIONEN

350 g Bio-Tempeh, in 4 gleich große Stücke geschnitten

Für die Marinade

2 Knoblauchzehen

2 Esslöffel Senf mit ganzen Senfkörnern

1 Esslöffel roher Honig oder Ahornsirup

2 Esslöffel Balsamessig

2 Esslöffel Apfelessig

½ Tasse natives Olivenöl

Für die Shiitake und Süßkartoffel

2 Esslöffel Kokosfett

1 Süßkartoffel, gewaschen (und wenn gewünscht geschält), in fingerdicke Scheiben geschnitten

8 bis 10 Shiitake-Pilze, nur die Köpfe

2 Knoblauchzehen, fein gehackt

4 Grünkohlblätter ohne Stängel, in bissgroße Stücke zerrissen

Naturbelassenes Meersalz

Tempeh vorbereiten: Stücke in eine feuerfeste Keramikform legen. Alle Marinadezutaten mit einem Mixer 30 Sekunden lang rühren und dann über die Tempehstücke gießen. Mindestens eine Stunde, idealerweise über Nacht, in der Marinade ziehen lassen.

Ofen auf 180 °C vorheizen.

Backen Sie das Tempeh mitsamt Marinade in seinem Bratgefäß 30 Minuten. Währenddessen bereiten Sie die Beilage zu. Lassen Sie das Fett auf mittlerer bis starker Hitze in einer schweren Pfanne, vorzugsweise einer Pfanne aus Gusseisen, zergehen. Wenn das Fett heiß ist, Süßkartoffel und Zwiebel zugeben. Sautieren, bis die Süßkartoffeln gabelweich sind; dabei oft rühren, um ein Anbacken zu verhindern. Shiitake-Pilze, Knoblauch und Grünkohlblätter einrühren. Alles sautieren, bis der Grünkohl zusammenfällt und weich wird. Mit Salz abschmecken, dann die Mischung auf zwei Teller verteilen. Gebackene Tempeh-Stücke obendrauf legen und servieren.

Omelett-Pizza

(Jon Gabriel)

1 PORTION

1 Esslöffel Butter oder Kokosfett
4 mittelgroße Bio-Eier aus Freilandhaltung, geschlagen
2 Esslöffel Tomaten-Pizza-Sauce
8 Babyspinatblätter
1 Pilz, in dünne Scheiben geschnitten
¼ mittelgroße gelbe Zwiebel, in dünne Scheiben geschnitten
¼ Tasse Cheddar-Käse, gerieben
¼ Tasse Mozzarella-Käse, gerieben

Ofen auf 180 °C vorheizen.

Butter in einer mittelgroßen Bratpfanne auf mittlerer Flamme erhitzen. Eier in die Pfanne gießen. Pfanne bewegen, damit sich die Eier gleichmäßig verteilen, und etwa eine Minute braten, bis die Unterseite sich verfestigt hat. Hitze reduzieren, das Omelett wenden und auf der zweiten Seite anbraten. Beim Wenden vorsichtig sein, damit das Omelett nicht auseinanderreißt. Etwa eine weitere Minute braten, bis das Omelett gut durch ist.

Omelett herausnehmen und auf einen Teller oder ein Holzbrett legen. Tomatensauce gleichmäßig über das Omelett verteilen. Spinat, Pilz, Zwiebel und beide Käsesorten hinzufügen.

Das so zubereitete Omelett für einige Minuten in den Ofen stellen, bis der Käse bräunlich wird.

▶ Mit dem Eierboden fügen Sie Ihrer Mahlzeit Eiweiß statt toter Kohlenhydrate zu, ohne auf Geschmack zu verzichten. Wenn Sie hausgemachte Sauce haben, verwenden Sie diese. Ansonsten kann es auch im Laden gekaufte Fertigsauce sein. Achten Sie beim Einkauf jedoch darauf, dass sie aus Bio-Tomaten hergestellt ist, keinen Zucker oder künstliche Süßstoffe sowie keine künstlichen Farb- oder Geschmackstoffe enthält. Was eine großartige Pizza ausmacht, ist der Belag. Wählen Sie daher all die frischen, gesunden, leckeren Dinge als Belag aus, die Sie mögen.

Grünes Gemüse mit Mandeln und Zitronensauce

(Jon Gabriel)

8 PORTIONEN

2 Teelöffel Butter oder Kokosfett, geschmolzen
1 Teelöffel abgeriebene Schale einer Bio-Zitrone
1 Esslöffel Zitronensaft
¼ Tasse Mandeln, blanchiert und in Scheiben geschnitten
2 Köpfe Spargelbrokkoli (Brokkolini), geputzt
2 Bunde grüner Spargel, geputzt
1 Handvoll Zuckererbsen

Butter, Zitronenschale und Zitronensaft in einen Schüttelbecher geben. Deckel fest aufschrauben und Becher kräftig schütteln. Mandeln leicht auf mittlerer Flamme anrösten. Brokkolini, Spargel und Zuckererbsen etwa eine Minute kurz dünsten, bis sie eine kräftig grüne Farbe bekommen. Das gedünstete Gemüse auf eine Servierschale legen. Mandeln drüberstreuen und mit Zitronensauce beträufeln, dann servieren.

FISCH, MEERESFRÜCHTE UND FLEISCH

Hanf-Pesto mit Heilbutt

(Frank Giglio)

4 PORTIONEN

1 mittelgroße Rote Bete, in dünne Scheiben geschnitten (etwa 1 Tasse voll)
1 Knoblauchzehe, in dünne Scheiben geschnitten
½ Tasse Hanfsamen
Saft von 2 Zitronen und dünne Zitronenscheiben nach Bedarf
½ Tasse frische Basilikumblätter
¼ Tasse natives Olivenöl und etwas mehr für den Fisch
1 Pfund Heilbutt, in 4 Filets zerteilt (oder einen beliebigen anderen Wildfisch, z. B. Kabeljau oder Rotbarsch)
1 bis 2 Teelöffel naturbelassenes Meersalz
Frisch gemahlener schwarzer Pfeffer
2 große Handvoll grüne Salatblätter, mariniert mit Olivenöl und Zitronensaft

Ofen auf 180 °C vorheizen.

Für das Pesto die Rote Beete, Knoblauch und Hanfsamen in einem Mixer zerkleinern. Wenn diese Zutaten fein zerhackt sind, den Zitronensaft und das Basilikum hinzufügen und mit Salz abschmecken. Mixer weiterlaufen lassen und dabei langsam das Olivenöl hineingießen. Das Pesto sollte schön dick und sämig sein; fügen Sie daher nur so viel Öl hinzu, um die Mischung in ein Püree zu verwandeln. Mixen Sie, bis das Pesto die typische Konsistenz hat, und stellen Sie es dann beiseite.

Der Fisch wird zur Vorbereitung in Olivenöl, Salz und Pfeffer gewendet. Dann kommen die Filets in ein eingeöltes ofentaugliches Gefäß und werden einzeln mit dünnen Zitronenscheiben belegt. Nicht zugedeckt 10 bis 25 Minuten lang im Ofen braten, bis die Filets gar sind (mit Gabel prüfen).

Vor dem Servieren die Blattsalate auf vier Teller verteilen und auf jedes Salatbett ein gebratenes Fischfilet legen. Mit einem Löffel das Pesto auf jedes Fischfilet geben. Warm servieren.

Gedünsteter Barsch mit Fenchel, Petersilie und Kapern

(Frank Giglio)

2 PORTIONEN

¼ mittelgroße weiße Zwiebel, in Scheiben geschnitten
1 Fenchelknolle, in dünne Scheiben geschnitten
Saft von ½ Zitrone
2 Portionen Barsch, je etwa 150 g
½ Teelöffel naturbelassenes Meersalz
1 Esslöffel gewaschene Kapern
¼ Tasse frische Petersilie, klein geschnitten
Natives Olivenöl (zum Garnieren)
Klein geschnittene frische Petersilie (zum Garnieren)

Zwiebel, Fenchel und Zitronensaft in einen mittelgroßen Topf geben und zwei Finger dick mit Wasser bedecken. Zum Kochen bringen, dann die Hitze leicht reduzieren und 5 Minuten lang köcheln lassen. Vom Herd nehmen und die zwei Portionen Fisch in den Topf legen. Mit Salz, Kapern und Petersilie bestreuen. Topfdeckel aufsetzen und etwa 8–10 Minuten köcheln lassen, bis der Fisch fast auseinander fällt.

Das Gemüse auf zwei flachen Tellern verteilen und den Fisch drauflegen. Mit Olivenöl beträufeln und mit gehackter frischer Petersilie bestreuen. Auf Wunsch mit gedünstetem braunem Reis servieren.

Thunfisch nach asiatischer Art mit Pfannengemüse

(Frank Giglio)

2 PORTIONEN

½ Tasse Nama Shoyu oder weizenfreie Tamari
1 etwa 3 cm großes Stück Ingwerwurzel, in dünne Scheiben geschnitten
2 Knoblauchzehen, zerdrückt
2 Teelöffel brauner Reissirup oder Kokosnussnektar
300 g Thunfisch oder Kaiserfisch, in etwa 3 cm große Würfel geschnitten (es kann auch ein weißfleischiger Fisch wie Felsenbarsch oder Kabeljau sein)
1 Esslöffel natives Olivenöl
1 Teelöffel Sesamöl
1 Möhre, diagonal in Scheiben geschnitten
1 Tasse Brokkoli, klein gehackt
1 Zucchini, diagonal in Scheiben geschnitten
1 Kopf Baby-Pak-Choi, länglich geschnitten

Nama Shoyu oder Tamari, Ingwer, Knoblauch und Reissirup oder Kokosnussnektar in einer Schüssel vermischen. Fischstücke in die Mischung legen und einige Minuten lang ziehen lassen.

Backrohr auf Grillstufe vorheizen. Marinierte Fischstücke gleichmäßig auf zwei Grillspieße verteilen, 1–2 Minuten grillen, umdrehen und weitere 1–2 Minuten grillen. Beiseite stellen.

Olivenöl und Sesamöl in einer Sautierpfanne auf großer Hitze erwärmen. Möhre, Brokkoli und Zucchini hinzufügen und alles im Öl wenden. Etwa zwei Minuten weiterrühren und das Gemüse garen. Pak-Choi und ¼ Tasse Wasser hinzufügen. Topf für eine Minute zudecken und das Gemüse leicht dünsten lassen. Von der Herdplatte ziehen.

Das Gemüse auf einen Teller legen und die Fischspieße darauflegen. Heiß servieren.

Schnapper nach provenzalischer Art mit Mangold

(Frank Giglio)

2 PORTIONEN

2 Schnapperfilets von 180 g, entgrätet
Geraspelte Schale von 1 Zitrone
¼ Tasse Kapern
2 Zweige frischer Thymian (und auf Wunsch etwas mehr zum Garnieren)
Natives Olivenöl zum Beträufeln des Fisches und einen Esslöffel für den Mangold
Naturbelassenes Meersalz
Frisch gemahlener schwarzer Pfeffer
4 Tassen Mangold, gewaschen und grob geschnitten

Ofen auf 220 °C vorheizen.

Schnapperfilets in eine eingeölte ofenfeste Form legen. Mit Zitronenschale und Kapern bestreuen und Thymianzweige obendrauf legen. Mit Olivenöl beträufeln und mit Salz und Pfeffer nach Geschmack würzen. Gericht mit Alufolie abdecken und 15 Minuten im Ofen braten.

Während der Fisch im Ofen brät, erhitzen Sie einen Esslöffel Olivenöl in einer Sautierpfanne. Mangold hinzufügen und zugedeckt zwei Minuten schmoren lassen.

Fisch auf einem Mangoldbett servieren. Den Bratensaft mit den Kapern über den Fisch verteilen. Mit einigen Thymianzweigen garnieren.

Kohlrouladen mit Wildlachs

(Frank Giglio)

2 PORTIONEN

250–300 g Wildlachs, in sechs gleich große Streifen geschnitten
3 große Kohlblätter
2 Blatt Norialgen, jedes Blatt in 8 Vierecke geschnitten
1 Möhre, in dünne Scheiben geschnitten
1 kleine Fenchelknolle, in dünne Scheiben geschnitten
Frische Korianderblätter zum Garnieren
1 Handvoll Sonnenblumensprossen zum Garnieren

Für die Marinade

¼ Tasse Sesamöl
⅛ Tasse brauner Reisessig
1 Esslöffel Vollkornsenf
1½ Teelöffel weizenfreies Tamari
1 Knoblauchzehe, klein gehackt
3 cm großes Stück Ingwerwurzel, klein gehackt

Für die Marinade Öl, Essig, Senf und Tamari zusammenmischen. Dann klein gehackten Knoblauch und Ingwer zufügen. Die Lachsstreifen in die Schüssel mit der Marinade einlegen und in der Marinade wenden. 20 bis 30 Minuten lang ziehen lassen.

Für die Kohlrolle zuerst die Blätter halbieren und die harten Teile abschneiden. Legen Sie ein oder zwei Nori-Vierecke in die Mitte jeder Blatthälfte. Auf das Nori-Viereck kommen jeweils ein Streifen marinierter Lachs, einige Möhrenscheiben, etwas Fenchel, Korianderblätter und Sprossen. Träufeln Sie den Rest der Marinade über alles. Dann rollen Sie jedes Kohlblatt zu einer Rolle, die auf beiden Seiten offen ist.

Legen Sie die Kohl-Lachs-Rollen in einen Bambusdämpfer oder einen Dämpfeinsatz über siedendem Wasser und dämpfen Sie sie 5–6 Minuten lang. Allein oder mit Reis und Limettenspalten servieren.

Wildlachs-Cechive mit Koriander und Limette

(FOOD MATTERS)

4 PORTIONEN

500 g Wildlachsfilets, enthäutet, entgrätet, in fingerdicke Stücke geschnitten
Saft von 4 Limetten
1 kleine rote Zwiebel, fein gehackt
2 Knoblauchzehen, fein gehackt oder gepresst
2 kleine frische mittelscharfe rote Chilischoten, von Samen befreit und fein geschnitten
2 Esslöffel fein geschnittene frische Korianderblätter und einige mehr zum Garnieren
Frisch gemahlener schwarzer Pfeffer

Lachsstücke in eine große, nicht aus Metall bestehende Schüssel legen. Limettensaft, Zwiebel, Knoblauch, Chilischoten und Koriander zusammenmischen und über den Fisch verteilen. Zudecken und für mindestens 4 Stunden in den Kühlschrank stellen. (Limetten- oder Zitronensaft ist so stark säurehaltig, dass er den Fisch beim Marinieren mehr oder minder „kocht".)

Fisch aus der Marinade nehmen und gut abtropfen lassen. Mit etwas geschnittenem Koriander garniert servieren. Nach Geschmack salzen und pfeffern.

Alternativ dazu den Fisch mit Kokosnussmilch beträufeln und auf einem Bett aus Blattsalaten servieren. Reste können noch am nächsten Tag verzehrt werden.

▶ Lachs schmeckt am besten wild gefangen und ungekocht. Die delikate essenzielle Omega-3-Fettsäure, die im Lachs vorkommt, ist besonders hitzeempfindlich und kann bei Temperaturen über einem leichten Köcheln oder Pochieren leicht zerstört werden. Echter Wildlachs (der, der in offenen Gewässern lebt und die Flüsse hochschwimmt) hat nicht nur einen hohen Gehalt an der entzündungshemmenden Anti-Aging-Säure, sondern ist auch eine gute Quelle von hochwertigem Eiweiß, den Vitaminen D, B12 und B6 sowie kraftvollen Antioxidantien wie zum Beispiel Selen.

Fischfrikadellen mit Curry und Mangosauce

(Frank Giglio)

2 PORTIONEN

2 Tassen Makrelenfleisch (Schellfisch oder ein anderer Weißfisch geht auch)
1 Teelöffel frisch geriebene Ingwerwurzel
¼ Tasse grob gehackter frischer Koriander
1 getrocknete oder frische rote Chilischote, fein gehackt (oder jede andere Art von sehr scharfem Chili)
1 gehäufter Esslöffel Curry-Gewürzmischung
1 Esslöffel naturbelassenes Meersalz
1 mittelgroßes Bio-Ei aus Freilandhaltung
2 Esslöffel Weizensprossen oder Kokosnussmehl oder Sauerteigbrotkrumen
1 Esslöffel Kokosfett oder Schmalz zum Kochen

Für die Mangosauce

1 reife Mango, in mittelgroße Würfel geschnitten
½ Teelöffel getrocknete oder frische rote Chilischote
¼ Tasse klein gehackte rote Zwiebel
2 Esslöffel frisch gehackter Koriander
Saft von 1 Limette

Saucenzubereitung: Alle Saucenzutaten vorsichtig in einer Schüssel vermengen und 20 bis 30 Minuten bei Zimmertemperatur ziehen lassen.

Fischfrikadellen: Kokosfett in einer Bratpfanne erhitzen und den Fisch bei mittlerer Hitze auf beiden Seiten gar braten, bis er weiß und flockig aussieht. Fisch abkühlen lassen und in ein Rührgerät geben. In kleine Stücke zerhacken, aber nicht pürieren, denn es ist gut, wenn die Frikadellen etwas Textur haben. Zerhackten Fisch in eine Schüssel geben, Ingwer, Koriander, Chilischote, Currygewürz und Meersalz hinzufügen. Gut vermischen. Ei hineinschlagen, dann das Mehl zufügen. Mit den Händen verkneten und gleich große Frikadellen formen.

Kokosöl oder Schmalz in einer Bratpfanne auf mittlerer Flamme erhitzen. Fischfrikadellen auf beiden Seiten scharf anbraten und sie dann weiterbraten lassen, bis sie gar sind. Aus der Pfanne nehmen und mit der Mangosauce und eventuell einer Mischung frischer grüner Blattsalate als Beilage servieren.

Gedünsteter Fisch mit Zitrone und Kräutern

(FOOD MATTERS)

SERVES 1

- **1 Filet von etwa 200 g eines dicken, festen, weißen, nicht öligen Fischs (Schnapper, Forelle, Seebarsch, Kabeljau, Heilbutt, Steinbutt, Weißling oder wilder Barramundi)**
- **3 Frühlingszwiebeln ohne Wurzeln und dunkelgrüne Enden, in fingerdicke Stücke geschnitten**
- **2 Scheiben Zitrone und eine zusätzliche Zitronenspalte zum Garnieren**
- **1 Esslöffel Butter oder Kokosfett**
- **1 Teelöffel Fischsauce (ohne MNG/E621)**
- **1 Prise naturbelassenes Meersalz**
- **1 Handvoll frischer Koriander, fein gehackt (etwas davon zum Garnieren behalten)**

Ofen auf 110 °C vorheizen.

Ein etwa 60 cm langes Stück Backpapier abschneiden. Fischfilet in die Mitte legen und mit Frühlingszwiebeln, Zitronenscheiben, Butter oder Kokosfett, Fischsauce und Salz bedecken. Die langen Ränder des Papiers zusammenbringen und mehrmals übereinander falten, dann die Enden verdrehen und die Enden unter den Fisch stecken. Damit sollten Sie ein fest versiegeltes Paket erhalten haben, in dem sich der Fisch befindet. Etwa 45 Minuten im Ofen garen.

Der Fisch müsste dann leicht flockig aussehen. Paket öffnen und sofort mit Bratensaft sowie mit der Zitronenspalte und den Korianderblättern garniert servieren.

Wenn Sie den Fisch lieber nach mediterraner Art zubereiten möchten, nehmen Sie statt dem Koriander entweder Basilikum oder Petersilie und fügen Sie dem Paket Zutaten wie halbierte Kirschtomaten, gepressten Knoblauch, rohe schwarze Oliven, Fenchel und/oder Basilikumblätter hinzu.

Falls Sie asiatische Geschmacksrichtungen bevorzugen, fügen Sie dem Päckchen geriebene Ingwerwurzel, Flocken von einer frischen oder getrockneten Chilischote, dünne Scheibchen Zitronengras, Tamari und einige Esslöffel Kokosnusscreme hinzu. Garnieren Sie das Ganze mit einer Limettenspalte und frischer Minze.

▶ Koriander ist ein kraftvolles Kraut für natürliche Entgiftung. Es entfernt Quecksilber und andere Schwermetalle aus Blut und Gehirn.

Fischcurry von James´ Mutter aus Fidschi

(FOOD MATTERS)

4 PORTIONEN

1 Esslöffel Kokosfett
1 mittelgroße gelbe Zwiebel, fein gehackt
2 Knoblauchzehen, gehackt
1 Teelöffel geriebene Schale von einer ungewachsten Limette (Saft für die Garnierung aufbewahren)
2 Esslöffel geriebenes Garam Masala (Gewürzmischung)
1 Teelöffel Kurkuma
2 Teelöffel edelsüßer Paprika
1 Teelöffel geriebener Kreuzkümmel
1 halber Bund frischer Koriander, Wurzeln (so vorhanden) und Stängel klein gehackt, Blätter für die Garnierung behalten
½ Tasse Wasser
1 Esslöffel Tamarindpaste, in etwas warmem Wasser aufgelöst (eventuelle Klümpchen mit Sieb entfernen)
1 Teelöffel naturbelassenes Meersalz
1 kg Mahi-Mahi Filet oder ähnlicher festfleischiger Wildfisch, in fingerdicke Würfel geschnitten
1 Tasse Kokosnussmilch
1 mittelscharfe frische grüne Chilischote, von Samen befreit und fein gehackt, zum Garnieren

Fett in einer großen Pfanne auf kleiner Flamme erhitzen. Zwiebel und Knoblauch hinzufügen und sanft sautieren, bis die Zwiebeln durchscheinend sind. Limettenschale, Garam Masala, Kurkuma, Paprika, Kümmel und die Wurzeln und Stängel vom Koriander hinzufügen. Unter ständigem Rühren etwa zwei Minuten sautieren, bis sich ein wohliger Geruch verbreitet. Dann Wasser, Tamarindpaste und Salz hinzufügen und erhitzen, bis alles ganz sanft köchelt.

Fischstücke in die Pfanne legen und pochieren, bis sie fast gar sind. Dabei vorsichtig wenden, sodass sie nicht zerfallen. Pfanne von der Herdplatte nehmen und die Kokosnussmilch hinzufügen. Eine weitere Minute unter Rühren ziehen lassen. Mit gehacktem Chili und den frischen Korianderblättern garnieren, mit einem großzügigen Spritzer frischen Limettensaft abrunden und sofort servieren.

Lachs in Sesamkruste mit Kokosnusskohl

(Dr. Joseph Mercola)

4 BIS 6 PORTIONEN

Für den Lachs

6 Lachssteaks
4 Teelöffel Butter
4 Teelöffel Kokosfett
4 Teelöffel gehackte Ingwerwurzel
1 Tasse rohe Sesamsamen

Für den Kohl

3 Esslöffel Kokosfett
2 Esslöffel gehackte Ingwerwurzel
1 Grünkohl, geputzt und klein geschnitten
1½ Tassen Kokosnussmilch
Naturbelassenes Meersalz
Frisch gemahlener schwarzer Pfeffer

Zuerst den Lachs vorbereiten. In einer kleinen Pfanne auf kleiner Flamme die Butter und das Kokosfett zusammen mit dem Ingwer schmelzen. Die Lachssteaks von allen Seiten mit der Butter-Kokosfett-Ingwer-Mischung bestreichen, dann in Sesamsamen wenden, bis sie völlig bedeckt sind. Die Lachssteaks auf ein geöltes Backblech legen und für 15 Minuten in den Kühlschrank stellen.

Ofen auf 250 °C vorheizen.

Während der Lachs im Kühlschrank ist, den Grünkohl zubereiten. Fett in einer großen Pfanne auf mittlerer Stufe erhitzen. Den Ingwer drei Minuten darin sautieren. Grünkohl hinzufügen und unter ständigem Rühren weitere 5 Minuten sautieren. Kokosnussmilch hinzufügen und mit Salz und Pfeffer abschmecken. Die Mischung zum Kochen bringen, abdecken und die Hitze reduzieren. Köcheln lassen, bis der Kohl weich ist. Beiseite stellen.

Das Backblech mit den Lachssteaks aus dem Kühlschrank nehmen und in den vorgeheizten Ofen geben. Lachs 3–5 Minuten braten, bis die Sesamsamen goldbraun sind, doch der Lachs innen noch roh ist. Nach Geschmack mit Salz und Pfeffer abschmecken und sofort mit einer Portion Grünkohl servieren.

Garnelen-Grünkohl-Sauté

(Frank Giglio)

2 PORTIONEN

6 Tassen Wasser
1 Teelöffel naturbelassenes Meersalz
1 Kopf Brokkoli, in Röschen zerteilt
2 Tassen Grünkohl, grob geschnitten
1 Esslöffel Kokosfett
¼ Tasse gelbe Zwiebeln, in Scheiben geschnitten
2 Selleriestangen
2 Knoblauchzehen, in Scheiben geschnitten
500 g Garnelen, geschält und entdarmt
Saft von 1 Zitrone
1 Esslöffel natürliches Zitronenpfeffergewürz (oder erstellen Sie selbst eine Mischung aus Zitronenschale und zerstoßenen Pfefferkörnern)
3 Tassen gedämpfter Wildreis

In einer großen Pfanne das Wasser erhitzen, nach Geschmack salzen und gerade unter dem Siedepunkt halten. Die Brokkoliröschen in dem Wasser 2–3 Minuten blanchieren, bis sie bissfest sind. Röschen in ein Sieb geben und mit kaltem Wasser abschrecken, um den Kochprozess zu stoppen. Beiseite stellen. Dieselben Schritte mit dem Grünkohl wiederholen.

Das Fett in einer großen Gusseisen- oder Edelstahlpfanne auf mittlerer bis großer Flamme erhitzen. Zwiebel, Sellerie und Knoblauch 1–2 Minuten leicht in dem Öl sautieren. Garnelen hinzufügen und unter leichtem Rühren weitere 2–3 Minuten sautieren, bis die Garnelen etwa halb durchgegart sind. Dann den Brokkoli und Grünkohl hinzufügen, mit Zitronensaft und Zitronenpfeffer würzen und ein wenig Wasser hinzufügen. Die Pfanne abdecken und weitere 3–5 Minuten kochen lassen. Bei Bedarf nachwürzen und mit Salz abschmecken. Sofort auf gedämpftem Wildreis servieren.

Garnelen mit Chili, Knoblauch und Ingwer

(Dr. Joseph Mercola)

4 PORTIONEN

¼ Tasse Kokosfett
Ein etwa 5 cm großes Stück Ingwerwurzel, klein gehackt
2 Knoblauchzehen, klein gehackt
2 kleine frische mittelscharfe rote Chilischoten, von Samen befreit und in dünne Scheiben geschnitten
16 große Garnelen (etwa 500 g), geschält und entdarmt
Saft von 1 bis 2 Zitronen
½ Tasse frische glatte Petersilie, grob geschnitten
Naturbelassenes Meersalz
Frisch gemahlener schwarzer Pfeffer

Fett in einer großen Pfanne auf mittlerer bis starker Flamme erhitzen. Ingwer, Knoblauch, Chili und Garnelen hinzufügen. Etwa drei Minuten sautieren, dabei oft rühren.

Hitze herunterschalten. Saft von einer Zitrone und die Petersilie einrühren. Von der Herdplatte nehmen. Mit Salz und Pfeffer und bei Bedarf mit mehr Zitronensaft abschmecken. Sofort servieren. Zu den Garnelen passt gut gedämpfter Reis oder ein Bett aus gedünstetem grünem Blattgemüse.

Jakobsmuscheln mit Zitrone und Petersilie

(Dr. Joseph Mercola)

4 PORTIONEN

1 Esslöffel Kokosfett

1 kg frische Jakobsmuscheln, in Stücke geschnitten

¾ Teelöffel naturbelassenes Meersalz

½ Teelöffel frisch gemahlener schwarzer Pfeffer

1 Teelöffel Butter

1 Teelöffel klein gehackter frischer Knoblauch

¼ Tasse fein gehackte Schalotten

⅓ Tasse trockener Weißwein

2 Esslöffel frisch gepresster Zitronensaft

1 Esslöffel gehackte frische glatte Petersilie

Fett in einer großen Bratpfanne auf mittlerer Flamme erhitzen. Die in Stücke geschnittenen Jakobsmuscheln hinzufügen und mit Salz und Pfeffer bestreuen. Jakobsmuscheln zwei Minuten auf beiden Seiten sautieren, bis sie von allen Seiten leicht gebräunt sind. Muschelstücke aus der Pfanne nehmen und beiseite stellen.

In der gleichen Pfanne die Butter zum Schmelzen bringen. Knoblauch und Schalotten hinzufügen und etwa eine Minute anbraten. Wein hinzufügen und weitere zwei Minuten sautieren. Jakobsmuscheln wieder in die Pfanne legen und in der Mischung wenden. Dann die Pfanne von der Kochstelle nehmen.

Jakobsmuscheln mit Zitronensaft beträufelt und mit geschnittener Petersilie bestreut servieren.

Chilimuscheln

(Jon Gabriel)

4 PORTIONEN

1 kg Miesmuscheln
1 Esslöffel Butter oder Kokosfett
1 mittelgroße gelbe Zwiebel, gewürfelt
1 Knoblauchzehe, geschält und gehackt
2 Tassen Tomaten, püriert
1 Teelöffel Chilipulver oder frische Chilischote
½ Tasse frische Basilikumblätter, fein geschnitten

Muscheln waschen und vom Bart befreien. Offene Muscheln, die sich nicht schließen, wenn man sie unter laufendes Wasser hält und dabei zusammendrückt, wegwerfen. Muscheln beiseite stellen.

Butter in einem mittelgroßen Topf auf mittlerer Flamme erhitzen. Zwiebel darin sautieren, bis sie sich zu verfärben beginnt. Knoblauch hinzufügen und eine Minute weiterbraten lassen. Tomatenpüree und Chilipulver hinzufügen. Rühren, bis die Sauce gut durchwärmt ist, dann vom Herd nehmen.

Muscheln in einen großen, leeren Topf geben und auf eine stark aufgeheizte Kochplatte stellen. Zugedeckt etwa 5 Minuten erhitzen, bis sich die Muscheln öffnen. Muscheln in eine große Schüssel geben oder auf mehrere Teller aufteilen. Die Sauce über die Muscheln verteilen. Vor dem Servieren mit geschnittenen Basilikumblättern bestreuen.

Geschmortes Ossobuco vom Rind aus Weidehaltung

(FOOD MATTERS)

4 PORTIONEN

1 Esslöffel Butter
2 gelbe Zwiebeln, fein gehackt
2 Selleriestangen, fein gehackt
2 Möhren, fein gehackt
3 Knoblauchzehen, gehackt
2 Esslöffel naturbelassenes Meersalz
8 Sardellen aus dem Glas, in Olivenöl oder Salzlake eingelegt, abgetropft
4 Lorbeerblätter
1 ganze Zimtstange, in zwei Hälften gebrochen
2 frische Thymianzweige oder 1 Teelöffel getrockneter Thymian
¾ Tasse roter oder weißer Wein (organisch, schwefelfrei oder mit nur minimalem Schwefelgehalt: 220/202)
4 reife Tomaten oder 1 Tasse Tomatenpüree aus dem Glas
½ Tasse gefiltertes oder Quellwasser
4 oder 5 aus dem Schenkel geschnittene Ossobuco-Stücke von einem Rind aus Weidehaltung
½ Teelöffel frisch gemahlener schwarzer Pfeffer
Frische glatte Petersilienblätter, geschnitten, zum Garnieren

Ofen auf 90 °C vorheizen.

Butter in einem großen gusseisernen Topf auf kleiner Flamme schmelzen. Zwiebeln, Sellerie, Möhren, Knoblauch und Salz darin sautieren, bis alles weich ist und die Zwiebeln glasig werden. Sardellen hinzufügen und mit dem Ende eines Kochlöffels im Topf zerstampfen, bis sie beginnen zu zerfallen. Wenn Sie lieber auf die Sardellen verzichten möchten, fügen Sie stattdessen mehr naturbelassenes Meersalz hinzu.

Lorbeerblätter, Zimtstange und Thymian hinzufügen und den Wein dazu gießen. Auf etwas stärkerer Flamme alles noch ein paar weitere Minuten köcheln lassen. Der Alkohol wird verdunsten und die Flüssigkeit wird sich etwas reduzieren. Dann Tomaten, Wasser und Pfeffer hinzufügen, kräftig durchrühren und den Topf von der Herdplatte nehmen.

Vorsichtig die Rindfleischstücke unterheben, sodass sie auf dem Topfboden anliegen und von der Flüssigkeit und dem Gemüse bedeckt sind. Zudecken und in den Ofen stellen. Zehn bis zwölf Stunden im Ofen garen. (Wenn es schneller gehen soll, den Ofen auf 120 °C einstellen. Dann ist das Gericht in sechs bis acht Stunden fertig.)

Das Ossobuco ist fertig, wenn das Fleisch weich ist und sich leicht vom Knochen löst. Servieren Sie es mit der nährstoffreichen Sauce bedeckt und mit einer großzügigen Garnierung aus darüber gestreuter, zerhackter Petersilie. Auf Wunsch kann man als Beilage einen einfachen grünen Salat oder Sauerkraut servieren, um die Verdauung anzuregen. Und essen Sie auf jeden Fall das Knochenmark!

▶ Dies ist ein besonders nährstoffreiches Gericht. Wenn es bei einer so niedrigen Temperatur gegart wird, wird das Fleisch zarter, die Nährstoffe bleiben erhalten, das Eiweiß bleibt intakt und die Fette werden vor dem Oxidieren geschützt. Das Garen des Fleisches am Knochen führt dem Gericht zusätzliche Mineralien und Gelatine zu. Wir empfehlen aus ethischen Gründen, lieber Rind als Kalb zu verwenden und darauf zu achten, dass das Fleisch von natürlich aufgezogenen Rindern kommt, die ihr ganzes Leben lang im vollen Sonnenlicht auf großen Weideflächen grasen durften.

Langsam geschmortes würziges Bio-Hühnchen

(FOOD MATTERS)

4 PORTIONEN

2 Knoblauchzehen, zerdrückt
2 Teelöffel getrocknetes Oregano
1 Teelöffel edelsüßer Paprika
½ Teelöffel Cayennepfeffer
1 Teelöffel naturbelassenes Meersalz
1 große, nicht gewachste Zitrone, in Viertel geschnitten
1 ganzes Hühnchen aus Bio-Freilandhaltung (etwa 2 kg)
Hausgemachte Hühnerbrühe oder Quellwasser
Auswahl von Gemüse, das sich zum langsamen Schmoren eignet, zum Beispiel ganze geschälte Schalotten, jede Art von Winterkürbis (in etwa 5 cm große Stücke geschnitten), Fenchelspalten, ganze Knoblauchzehen oder anderes Gemüse Ihrer Wahl

Ofen auf 120 °C vorheizen.

In einer kleinen Schüssel Knoblauch, Oregano, Paprika, Cayennepfeffer, Salz und einen Esslöffel Zitronensaft aus den Zitronenvierteln zusammenmischen. Das Huhn innen und außen mit dieser Mischung einreiben. Die Zitronenviertel in die Bauchhöhle des Huhns stopfen, dann das Huhn mit der Brust nach oben in eine große ofengeeignete Bratpfanne legen. Gemüse um das Hühnchen anordnen und Wasser oder Brühe aufgießen, bis es etwa 3 cm hoch steht.

Schneiden Sie ein großes Stück Backpapier ab und spannen Sie es über die Bratpfanne. Legen Sie den Deckel auf. Er sollte das Backpapier in seiner Position festhalten. Das wird dazu beitragen, dass das Hühnchen saftig bleibt. Stellen Sie die Bratpfanne in den Ofen und braten Sie das Hühnchen langsam mindestens drei Stunden lang.

Nehmen Sie danach den Deckel ab (nicht jedoch das Papier) und braten Sie das Hühnchen weitere 30 bis 60 Minuten. (Wenn Sie eine knusprige Haut haben möchten, entfernen Sie das Backpapier und erhöhen die Temperatur auf 140 °C; ansonsten lassen Sie die Temperatur auf 120 °C.)

Die Bratzeit hängt von der Größe des Huhns ab. Es ist er fertig gegart, wenn sich ein Schenkel leicht abziehen lässt und der austretende Saft klar ist. Heben Sie das Hühnchen aus der Pfanne und schöpfen Sie das Gemüse heraus. Heben Sie den Bratensaft auf und gießen Sie ihn beim Servieren über das Hühnchen. Übrig gebliebener Bratensaft kann im Kühlschrank aufbewahrt und als Suppen- oder Saucengrundlage für andere Gerichte genutzt werden.

Servieren Sie das Hühnchen vom Bratgemüse umgeben, eventuell mit einem frischen Salat oder etwas eingelegtem Gemüse als Beilage. Reste können im Kühlschrank bis zu einer Woche lang und in der Gefriertruhe noch länger aufbewahrt werden.

▶ Die ideale Art und Weise, um Hühnchen aus Bio-Freilandhaltung zu braten, ist lange und langsam bei einer niedrigen Temperatur, damit seine empfindlichen Fettsäuren nicht oxidieren. Durch die Hinzufügung von Flüssigkeit (Brühe oder Wasser) in das Kochgefäß wird das Fleisch zart und leicht verdaulich. Im Allgemeinen sollte man den Verzehr von Hühnerfleisch auf ein bis zwei Mal pro Woche begrenzen und dem Fleisch von (Gras fressenden) Wiederkäuern und Wildfisch den Vorzug geben. Diese Fleischsorten haben ein besseres Inhaltsverhältnis von Fettsäuren. Hühnchen hat ein relativ hohes Verhältnis von Omega 6 zu Omega 3. Kaufen Sie niemals Hühner aus Haltung mit „Körnerfütterung". Wie grundsätzlich jedes Fleisch sollten Sie nur natürlich aufgezogenes und gefüttertes Geflügel kaufen, idealerweise von einem örtlichen Bauern.

Langsam geschmorte Hühnerschenkel

(Frank Giglio)

2 PORTIONEN

4 Schenkel von Bio-Hühnchen aus Freilandhaltung (mit Haut)
1 Teelöffel naturbelassenes Meersalz, plus etwas mehr zum Abschmecken
½ Teelöffel frisch gemahlener Pfeffer
1 Teelöffel gemahlene Fenchelsamen
2 Esslöffel Kokosfett
2 Knoblauchzehen, zerhackt
Etwa 0,08 l (etwa 1/3 Tasse) Weißwein
250 g Tomatenpüree
2 Tassen Hühnerbrühe
1 Fenchelknolle, geviertelt
1 Tasse Zucchini, in fingerdicke Stücke geschnitten
1 Esslöffel klein geschnittener frischer oder 1 Teelöffel getrockneter Thymian
Frisch gepresster Zitronensaft (optional)

Die Hühnerschenkel auf Zimmertemperatur aufwärmen lassen, dann mit einem Teelöffelt Salz, Pfeffer und Fenchelsamen würzen.

Fett in einer großen Pfanne auf mittlerer bis hoher Flamme schmelzen lassen. Hühnchen mit der Haut nach unten hinzufügen. 5–8 Minuten anbraten, bis die Haut braun und knusprig ist. Dann das Hühnchen wenden und den Knoblauch einrühren. Braten, bis er duftet. Weißwein hineingießen. Wenn die Hälfte des Weins verdampft ist, das Tomatenpüree und die Hühnerbrühe einrühren. Zudecken und 10 Minuten köcheln lassen. Fenchelknolle und Zucchini hinzufügen und zugedeckt weitere 15 Minuten köcheln lassen.

Zum Abschluss mit dem frischen Thymian bestreuen, mit weiterem Meersalz würzen und, wenn gewünscht, etwas Zitronensaft darüber träufeln. So servieren oder eventuell Bratkartoffeln, gedämpften Reis oder gekochte Quinoa als Beilage reichen.

Chili

(Jon Gabriel)

4 PORTIONEN

1 Teelöffel Kokosfett
1 mittelgroße gelbe Zwiebel, in Scheiben geschnitten
1 Pfund Hackfleisch
1 mittelgroße grüne Paprikaschote, in kleine Stücke geschnitten
4 zerkleinerte Tomaten oder 1 Dose (400–500 g) Tomaten
2 Esslöffel Tomatenpaste
1 Knoblauchzehe, geschält und klein gehackt
Saft von ½ Zitrone
¼ Tasse Rotwein
½ Teelöffel Kreuzkümmel
½ Teelöffel Chilipulver oder nach Geschmack
Naturbelassenes Meersalz und Pfeffer nach Geschmack

Kokosfett in einer großen Pfanne auf mittlerer Flamme erhitzen. Zwiebel hinzufügen und leicht bräunen. Hackfleisch hinzufügen unter Rühren zerteilen. Paprikaschote, Tomaten, Tomatenpaste und Knoblauch hinzufügen. Wenn das Fleisch gar ist, Zitronensaft, Wein, Kümmel und Chilipulver hinzufügen. Rühren und alles gut vermengen. Mit Salz und Pfeffer abschmecken.

SNACKS UND DESSERTS

Avocado mit Apfelessig

(James and Laurentine)

1 PORTION

1 reife Avocado
1 Esslöffel Apfelessig
1 Esslöffel natives Olivenöl
1 Prise naturbelassenes Meersalz

Avocado halbieren und den Kern entfernen. Apfelessig und Olivenöl in die Einbuchtungen gießen, wo zuvor der Kern war. Mit Meersalz garnieren. Aus der Schale heraus essen; dabei mit dem Löffel das gewürzte Fruchtfleisch herausschaben.

Variation: Ein wenig naturbelassenen Dijon-Senf und frisch gemahlenen Pfeffer zur Öl-Essig-Mischung hinzufügen.

Grünkohlchips

(FOOD MATTERS)

2 BIS 3 PORTIONEN

1 Grünkohl
1 Esslöffel natives Olivenöl
1 Knoblauchzehe, zerdrückt
½ Teelöffel naturbelassenes Meersalz
Gemahlener Paprika, Cayennepfeffer oder Chiliflocken, wenn Sie es gern scharf mögen (optional)

Ofen auf 80 °C vorheizen.

Grünkohlblätter abspülen und gut mit einem Tuch abtrocknen (oder eine Salatschleuder nutzen, falls Sie eine haben). Die holzigen Innenstängel aus den Blättern ausschneiden und wegwerfen (oder eventuell für eine Suppe aufbewahren). Die Blätter in große Stücke reißen oder schneiden. In einer großen Schüssel die Blätter mit einer Mischung aus Olivenöl, Knoblauch und Salz sowie beliebigen Gewürzen nach Wahl vermischen. Stellen Sie sicher, dass alle Blätter gut benetzt werden.

Legen Sie die Blattstücke einzeln (ohne Überlappungen) auf zwei große Backbleche, die mit Backpapier ausgelegt sind. Backen Sie sie etwa zwei Stunden, bis die „Chips" knusprig sind. Leicht oder völlig auskühlen lassen und servieren.

Variation: Machen Sie auf dieselbe Weise Chips aus Wurzelgemüse wie etwa Petersilienwurzeln, Sellerieknolle oder Möhren.

▶ Essen Sie keine übermäßigen Mengen von rohem oder dehydriertem Grünkohl, wenn Sie Probleme mit der Schilddrüse haben. Grünkohl wie auch alle anderen Kohl- und Krautsorten können die Aufnahme von Jod durch die Schilddrüse blockieren.

Pikante Crêpes aus Buchweizen-Sauerteig oder flaumige Eierkuchen

(FOOD MATTERS)

4 PORTIONEN

Dieses Rezept basiert auf traditionellen Fermentierungsmethoden, die genutzt werden, um natürlich gesäuerte pikante Flachbrote herzustellen. Wir haben zwei Variationen aufgenommen: Die eine ergibt ein pikantes Crêpe und die andere einen flaumigen Eierkuchen unter Verwendung von Eiern. Die Fermentierung dauert normalerweise ein bis zwei Tage, also planen Sie voraus!

1 Tasse ganze Buchweizenkörner
Gefiltertes oder Quellwasser
Naturbelassenes Meersalz
1 Teelöffel Molke (die Flüssigkeit, die sich auf Joghurt absetzt)

Buchweizen mit zwei Tassen Wasser und einer Prise Salz in eine Schüssel geben. Mit einem Teller oder Tuch abdecken und bei Zimmertemperatur mindestens neun, maximal bis zu 24 Stunden lang stehen lassen. Dann den Buchweizen durch ein engmaschiges Sieb abgießen und abspülen, um den Schleim und Tanninreste zu entfernen.

Den Buchweizen mit einer weiteren Prise Salz, 1/3 bis ½ Tasse Wasser und Molke in ein Rührgerät geben und mixen, bis er eine ähnliche Konsistenz hat wie Eierkuchenteig. Teig in eine saubere Schüssel gießen und weitere 12 bis 24 Stunden zugedeckt stehen lassen, damit sich Kulturen bilden können. Die Teigmasse könnte etwas aufgehen, während die guten Bakterien ihre Arbeit tun.

Wenn die Masse fermentiert ist, kann sie bis zur weiteren Verwendung, aber nicht länger als vier Tage, mit einem feuchten Tuch oder einer Plastikfolie abgedeckt in einer Glasschüssel im Kühlschrank aufbewahrt werden.

Pikante Buchweizen-Crepês

Für einfache pikante Buchweizen-Crepês können Sie die Teigmischung verwenden, wie sie ist.

Schmelzen Sie etwas Kokosfett oder Butter auf mittlerer Flamme in einer kleinen Pfanne. Wenn die Pfanne heiß ist, schöpfen Sie eine Kelle Teig hinein und schwenken Sie die Pfanne, damit sich der Teig über den gesamten Boden verteilt. Wenn das Crêpe fast durch ist, wenden und auf der anderen Seite bräunen. Dies ist eine sehr gute glutenfreie Alternative für Brot. Sie können die Crêpes auch mit Marmelade oder Honig und Joghurt süßen.

Flaumige Buchweizen-Eierkuchen

1 Bio-Ei aus Freilandhaltung, leicht geschlagen
½ Tasse naturbelassene Milch, Nussmilch, Kokosnussmilch oder Quellwasser
1 Teelöffel reines Vanillepulver oder natürliches Vanilleextrakt
2 zusätzliche Eiweiße von Bio-Eiern aus Freilandhaltung, zu steifem Eischnee geschlagen
Kokosfett oder Butter

Um flaumige, süße Eierkuchen zuzubereiten, beginnen Sie mit dem Basisteig und fügen das Ei, Milch oder Wasser und Vanille dazu. Kräftig mixen. Dann sanft den steifen Eischnee unterheben, bis er gut mit dem Teig vermengt ist, ohne dass er zusammenfällt.

Kokosfett oder Butter bei mittlerer Hitze schmelzen. Wenn die Pfanne heiß ist, eine halbe Schöpfkelle des Teigs hineingießen. Wenn der Eierkuchen fast durchgebacken ist, wenden und auf der anderen Seite bräunen.

▶ Buchweizen gehört zur selben Familie wie Sauerampfer (ein grünes Blattkraut) und Rhabarber. Es ist der Samen der Pflanze, kein eigentliches Getreide und enthält daher kein Gluten. Wenn er richtig vorbereitet wird, indem man ihn einweicht, sprießen lässt und fermentiert, wie es in der traditionellen Küche gemacht wurde, macht sich die natürliche Phytase des Buchweizens bemerkbar und macht ihn leicht verdaulich, nahrhaft und nicht irritierend für den Darm.

Buchweizen-Sesam-Cracker

(FOOD MATTERS)

20 STÜCK

- **1 Tasse Buchweizenmehl**
- **3 Esslöffel Sesamkörner**
- **¼ Teelöffel naturbelassenes Meersalz**
- **1 Esslöffel Molke (die Flüssigkeit, die sich auf Joghurt absetzt; wenn nicht verfügbar, etwas mehr Salz zufügen)**
- **¾ Tasse gefiltertes oder Quellwasser**
- **¼ Tasse Bio-Pfeilwurzpulver**
- **2 Esslöffel Kokosfett oder Butter, geschmolzen, und etwas mehr zum Einfetten des Backpapiers**

Mehl, Sesamsamen, Salz, Molke und Wasser in einer Schüssel vermischen. Zudecken und 12–24 Stunden an einem warmen Ort quellen lassen.

Ofen auf 200 °C vorheizen.

Dem Teig das Pfeilwurzpulver (es wirkt als Verdickungsmittel) und die zwei Esslöffel Kokosöl oder geschmolzene Butter zufügen. Gut vermengen. Der Teig sollte dick genug sein, dass man ihn zu einer Kugel formen kann.

Breiten Sie auf Ihrer Arbeitsfläche vier große Bögen Wachs- oder Pergamentpapier aus. Jeder Bogen sollte etwa die Größe eines Backblechs haben. Ölen Sie eine Seite jedes Papierbogens mit Kokosöl oder geschmolzener Butter ein. Legen Sie eine Hälfte der Teigkugel in die Mitte eines Papierbogens und legen Sie dann einen zweiten Papierbogen mit der eingefetteten Seite nach unten auf die Teigkugel und den ersten Bogen, sodass der Teig wie bei einem Sandwich dazwischenliegt. Wiederholen Sie dasselbe mit dem dritten und vierten Blatt, sodass Sie zwei solche „Sandwichs" haben.

Rollen Sie den Teig mit einer Teigrolle oder der Seite einer Weinflasche zwischen den Papierbögen bis auf einige Millimeter dünn aus. Dann ziehen Sie vorsichtig das obere Papierblatt ab und werfen Sie es weg.

Schneiden Sie mit einem Messer vertikale und horizontale Linien durch den Teig, um Vierecke mit einer Seitenlänge von etwa 5 cm zu erhalten. Heben Sie jedes Viereck ab und legen Sie es auf ein Backblech. Bestreuen Sie die Vierecke nach Geschmack mit Meersalz.

Stellen Sie das Backblech in den Ofen. Schalten Sie die Hitze des Ofens sofort auf 180 °C zurück. Backen Sie die Cracker 12–15 Minuten, bis die Reihen entlang der Backblechränder goldgelb und knusprig aussehen. (Die Backzeit wird davon abhängen, wie dünn Sie den Teig ausgerollt haben.)

Nehmen Sie das Backblech aus dem Ofen und heben Sie die äußeren Crackerreihen ab. Zum Abkühlen auf einen Rost legen. Verfahren Sie mit den restlichen Teigvierecken genauso.

Bewahren Sie die Cracker in einem luftdicht schließenden Behälter in der Speisekammer oder im Kühlschrank auf.

Bratäpfel mit Füllung

(FOOD MATTERS)

4 PORTIONEN

4 ungewachste Granny-Smith-Äpfel
Schale von ½ nicht gewachsten Zitrone
¼ Tasse Mandel- oder Macadamianussmehl oder fein gehackte aktivierte Nüsse (siehe Seite 257) (Nutzung des Fruchtfleischs aus der Zubereitung von Nussmilch, siehe Seite 144)
40 g weiche Bio-Butter oder Kokosfett
8 Datteln, entkernt und fein gehackt
½ Teelöffel natürliches Vanilleextrakt
½ Teelöffel gemahlener Zimt
1 Esslöffel rohes Kakaopulver (optional)

Ofen auf 120 °C vorheizen.

Vorsichtig in die Oberseite jedes Apfels ein Loch schneiden und das Gehäuse mit einem Teelöffel ausstechen, sodass innen eine Aushöhlung für die Füllung entsteht, der Apfel von außen aber intakt bleibt.

Die Füllung zubereiten: In einer Schüssel Zitronenschale, Nussmehl, Butter oder Kokosfett, Datteln, Vanille, Zimt und, wenn gewünscht, das Kakaopulver vermischen. Reiben Sie alle Zutaten in der Schüssel zwischen Ihren Fingerspitzen, damit sie sich gut vermengen.

Die Mischung in die Aushöhlung jedes Apfels drücken, dann die Äpfel auf ein mit Backpapier ausgelegtes Backblech verteilen. Bis zu einer Stunde im Ofen backen, bis die Äpfel weich sind. Sofort servieren, während sie noch heiß sind.

Variation: Probieren Sie dieses Rezept mit Nektarinen, Pfirsichen oder Pflaumen oder einem anderen großfrüchtigen Obst der Saison.

Kernige Schokoladenkugeln

(Jon Gabriel)

10 STÜCK

⅓ Tasse Mandeln
1 Esslöffel Sonnenblumenkerne
1 Esslöffel Kürbiskerne
1 Esslöffel entwässerte Bio-Kokosnuss
1 Esslöffel Flachssamen
1 Esslöffel Sesamsamen
1 Esslöffel Kakaopulver
1 Teelöffel Zimt
3 Teelöffel Mandelbutter
1 Esslöffel Tahini
2 Teelöffel Kokosnusspalmzucker

Alle Zutaten in einem Mixer verrühren, bis die Masse einheitlich aussieht und zusammenklumpt. Aus der Mischung kleine, etwa teelöffelgroße Kügelchen formen. Kügelchen sofort servieren oder im Kühlschrank aufbewahren.

Kokosnuss-Bananenbrot

(FOOD MATTERS)

ERGIBT 6 SCHEIBEN

2 Bananen oder mindestens 1 gehäufte Tasse geschnittene Bananen
4 frische Datteln, entkernt und klein gehackt
4 mittelgroße Bio-Eier aus Freilandhaltung
¼ Tasse Kokosfett, geschmolzen
1 Esslöffel reiner Ahornsirup oder roher Honig
¾ Tasse Kokosnussmehl
½ Teelöffel aluminiumfreies Backpulver
¼ Teelöffel naturbelassenes Meersalz
½ Teelöffel gemahlener Zimt

Ofen auf 180 °C vorheizen.

In einer Schüssel Bananen mit geschnittenen Datteln vermischen. (Wenn die Datteln trocken und hart sind, weichen Sie sie zuerst in warmem Wasser ein.) In einer anderen Schüssel die Eier schaumig schlagen, dann mit dem Bananen-Dattel-Gemisch unterheben. Kokosöl und Ahornsirup oder Honig unterrühren. Mehl, Backpulver, Salz und Zimt zufügen und alles gut vermengen.

Teig in eine gefettete und mit Backpapier ausgelegte Kastenform füllen. Die Mischung wird ziemlich dick sein, also streichen Sie sie mit einem Gummispatel flach. 35–40 Minuten backen, bis ein eingestochenes Messer sauber herauskommt und die Kanten des Bananenbrotes gebräunt sind.

Warm servieren. Zum Aufbewahren zuerst völlig auf einem Rost auskühlen lassen und dann in einem luftdicht schießenden Behälter in den Kühlschrank stellen.

Kürbis-Schokochip-Cookies

(FOOD MATTERS)

ERGIBT 10 BIS 15 STÜCK

1½ Tassen ungekochtes Kürbisfleisch, in ca. 3 cm große Würfel geschnitten
¾ Tasse weiche Butter oder Kokosöl
½ Tasse reiner Ahornsirup
1 Teelöffel natürliches Vanilleschotenpulver oder -extrakt
1¼ Tassen Kokosnussmehl oder Buchweizenmehl
Prise Backpulver (ca. ⅛ Teelöffel voll)
1 Teelöffel naturbelassenes Meersalz
2 Teelöffel gemahlener Zimt
¼ Tasse dunkle Schokoladenraspeln mit 70–85% Kakaogehalt oder zerhackte Blockschokolade

Ofen auf 180 °C vorheizen.

Einige Esslöffel weiche Butter oder Kokosöl in die Kürbisstücke einreiben. Die Kürbisstücke auf ein Backblech verteilen und ca. 45 Minuten im Ofen braten, bis sie weich sind. Leicht abkühlen lassen.

In einer Schüssel den gebratenen Kürbis mit der restlichen Butter oder dem Kokosöl, dem Ahornsirup und der Vanille vermischen. Mehl einsieben, Backpulver, Salz und Zimt zugeben. Gut zu einem glatten Teig verrühren. Dann Schokoladenflocken oder -stücke unterheben.

Auf ein gefettetes oder mit Backpapier ausgelegtes Backblech esslöffelgroße Teigkleckse verteilen. Streichen Sie die Kleckse mit dem Löffelrücken flach, sodass sie nicht mehr als fingerdick sind. 15–20 Minuten backen. Die Kekse müssen noch weich sein und ihre Unterseite sollte goldbraun sein. Auf einem Rost völlig auskühlen lassen und in einem luftdicht schließenden Behälter im Kühlschrank aufbewahren.

Avocado-Schokoladen-Mousse

(FOOD MATTERS)

2 PORTIONEN

2 mittelgroße reife Avocados
5 frische Datteln, entkernt und klein gehackt
¼ Tasse Kokosnussmilch, Nussmilch oder gefiltertes Wasser
⅓ Tasse rohes Kakaopulver oder mehr, je nach Geschmack
1 Teelöffel natürliches Vanilleextrakt oder reines Vanilleschotenpulver
1 Prise naturbelassenes Meersalz

Datteln 10–30 Minuten in Milch oder Wasser einweichen.

In einem Mixer das Avocadofleisch, die Datteln (zusammen mit der Milch oder dem Wasser, in dem sie eingeweicht wurden), Kakaopulver, Vanille und Salz zu einer glatten Masse verrühren. Während des Mixens mehrfach die Wände der Schüssel abschaben. Zutaten nach Geschmack anpassen, bei Bedarf mehr Kakaopulver hinzufügen.

Auf zwei Teller verteilen und mit Belägen Ihrer Wahl garnieren, zum Beispiel mit getrockneten Kokosflocken, dunklen Schokoladeraspeln oder mit Beeren.

▶ Kakao erhöht die Ausschüttung spezieller Neurotransmitter in unserem Gehirn und fördert dadurch eine gute Laune, erfrischt und gibt uns eine positive Einstellung. Kakaobohnen enthalten essenzielle Mineralien, unter anderem Magnesium, Schwefel, Kalzium, Eisen, Zink, Kupfer, Kalium und Mangan.

Einfache Obsteiscreme

(Jon Gabriel)

ERGIBT 4 KINDERPORTIONEN

¾ Tasse gefrorenes Obst Ihrer Wahl
1 Prise Stevia für Himbeeren oder gemischte Beeren (andere Früchte sind von Natur aus süß genug)
⅔ Tasse Naturjoghurt
1 Teelöffel gemahlene Flachssamen

Wenn das Obst hart ist, geben Sie ihm einige Minuten Zeit zum Antauen. Das Obst sollte eher in kleinen Stücken vorliegen als in einem großen gefrorenen Block. Mixen Sie Obst und Joghurt in einem Mixer zusammen. Eiscreme auf vier Schalen verteilen, mit Flachssamen bestreuen und servieren.

Einfache Vanille-Eiscreme

(Jon Gabriel)

ERGIBT 2 KINDERPORTIONEN

2 gefrorene Bananen, klein gehackt
¼ Tasse Milch, vorzugsweise hausgemachte Kokosnussmilch (Seite 143) oder hausgemache Nussmilch (Seite 144)
1 Teelöffel Vanilleextrakt
1 Teelöffel gemahlene Flachssamen

Alle Zutaten in einem Mixer verrühren und servieren.

Einfache Schokoladen-Eiscreme

(Jon Gabriel)

ERGIBT 2 KINDERPORTIONEN

2 gefrorene Bananen, klein gehackt
¼ Tasse Milch, vorzugsweise hausgemachte Kokosnussmilch (Seite 143) oder hausgemache Nussmilch (Seite 144)
4 Teelöffel Kakaopulver, vorzugsweise roh
1 Teelöffel gemahlene Flachssamen

Alle Zutaten in einem Mixer verrühren und servieren.

Einfache Bananen-Eiscreme

(FOOD MATTERS)

2 PORTIONEN

4 gefrorene Bananen, geschält und grob gehackt
½ Tasse gefiltertes oder Quellwasser

Bananen in einem Gefäß mindestens zwölf Stunden gefrieren. Die gefrorenen Bananen mit ¼ Tasse Wasser in einen Mixer geben und mixen, bis die Masse glatt und cremig ist. Es kann sein, dass Sie bis zu ¼ Tasse mehr Wasser hinzufügen müssen, um die richtige Konsistenz zu erreichen.

Sofort in Schalen servieren oder Stieleisbecher damit füllen, um Eis am Stiel zuzubereiten!

Variationen: Sie können diesem Rezept alles Mögliche hinzufügen. Sie könnten gemahlenen Zimt einrühren. Oder rohes Kakaopulver und rohen Honig hinzufügen, um eine Schokoladen-Bananen-Eiscreme zu erstellen. Auch Vanilleextrakt schmeckt lecker. Wenn Sie die Bananen mit Kefir oder Joghurt vermengen, kommen wohltuende Bakterien hinzu.

▶ Es ist gut, immer gefrorene Bananen im Gefrierschrank zu haben, um ein schnelles Dessert zubereiten zu können. Frieren Sie die Bananen ein, wenn sie gerade kurz vor dem Umkippen sind, also bevor sie überreif werden. Werfen Sie sie nicht weg. Wenn Sie für dieses Rezept oder in Ihren Smoothies statt frischen Bananen gefrorene Bananen verwenden, erhalten Sie eine viel cremigere, dickere Konsistenz.

Mandel-Orangen-Kuchen

(Jon Gabriel)

8 PORTIONEN

2 unbehandelte Orangen
1½ Tassen Mandeln
6 mittelgroße Bio-Eier aus Freilandhaltung
½ Tasse Kokosnusspalmzucker
1 Teelöffel Vanilleextrakt

Fetten Sie eine 15 cm x 15 cm große Kuchenform ein und legen Sie ihren Boden mit Pergamentpapier aus.

Geben Sie die ganzen Orangen samt Haut in einen großen Topf. Mit Wasser bedecken und zum Kochen bringen. Sobald das Wasser kocht, Hitze reduzieren und etwa 30 Minuten köcheln lassen, bis die Haut weich wird. Die Orangen aus dem Wasser nehmen und abkühlen lassen.

Ofen auf 150 °C vorheizen.

Mandeln in einer Küchenmaschine grob zerhacken. Aus der Küchenmaschine nehmen und beiseite stellen.

Die ungeschälten Orangen vierteln und in die Küchenmaschine geben. Auf kleiner Stufe zu einer glatten Masse mixen. Ein Ei nach dem anderen hinzufügen. Dann Mandeln, Kokosnusspalmzucker und Vanilleextrakt hinzufügen und weitermixen, bis alles gut vermengt ist.

Mischung in die vorbereitete Kuchenform gießen und im Ofen etwa 1 Stunde und 15 Minuten gar backen.

Schoko-Chia-Crunch-Brownie

(Jon Gabriel)

8 PORTIONEN

1 Tasse Ricotta-Käse
5 Teelöffel ungesüßtes Kakaopulver, vorzugsweise roh
6 Eidotter von mittelgroßen Bio-Eiern aus Freilandhaltung
4 Esslöffel Kokosnusszucker
½ Esslöffel Chiasamen
¼ Tasse Walnüsse oder Haselnüsse, zerstoßen

Ofen auf 180 °C vorheizen. Kastenform einfetten und mit Pergamentpapier auslegen. Alle Zutaten in eine mittelgroße Rührschüssel legen und gut verrühren. Teigmischung in die Kastenform gießen und im Ofen 20 bis 30 Minuten backen. Nach 20 Minuten prüfen, indem Sie ein Messer in ihre Mitte stechen. Brownie aus dem Ofen nehmen, wenn die Seiten durchgebacken sind, die Mitte aber noch immer flüssig ist. Lassen Sie den Brownie 15 Minuten lang ruhen, dann stellen Sie ihn für zwei Stunden in den Kühlschrank, bevor Sie ihn servieren.

Aktivierte Nüsse

(FOOD MATTERS)

Wenn man Nüsse und Samen auf diese Weise zubereitet, werden ihre Mineralien besser bio-verfügbar (leichter verdaulich) und sie werden so auch knusprig und schmecken sehr gut. Wenn Sie kleinere Mengen zubereiten möchten, nehmen Sie die entsprechenden Bruchteile an Zutaten.

2 Tassen rohe Nüsse oder Kerne (Mandeln, Macadamia-, Pekan-, Hasel-, Paranüsse, Pinien-, Kürbis- oder Sonnenblumenkerne)
Gefiltertes oder Quellwasser, lauwarm, nicht kalt
1 Teelöffel naturbelassenes Meersalz

Alle Zutaten in eine große Schüssel geben und mit Wasser bedecken. Mindestens vier Stunden oder über Nacht bei Zimmertemperatur stehen lassen. Durch ein Sieb abgießen. Die Nüsse in einem verschlossenen Gefäß im Kühlschrank aufbewahren.

Um sie über längere Zeiträume aufzubewahren, verteilen Sie die Nüsse auf mehrere Backbleche und trocknen Sie sie im Backofen, der auf die niedrigstmögliche Stufe eingestellt ist. Das sind normalerweise 50 °C. Lassen Sie die Nüsse im Ofen, bis sie völlig ausgetrocknet und knusprig sind. Das kann von 12–24 Stunden dauern. Wenden Sie die Nüsse während des Trockenvorgangs mehrmals. Dann bewahren Sie sie in einem dicht schließenden Gefäß auf.

▶ Warum sollte man Nüsse einweichen? In Urkulturen wurden Getreide, Samen und Nüsse meistens über Nacht eingeweicht, manchmal auch mehrere Tage lang, bevor sie verzehrt wurden. Durch das Einweichen wird in den Getreidekörnern und Nüssen die Lebensenergie innerhalb des Samens aktiviert und er wird für das Keimen vorbereitet. Eingeweichte und sprießende Nüsse enthalten mehr Vitamine und Mineralien als nicht eingeweichte.

Rohes Gemüse mit Sataysauce

(FOOD MATTERS)

2–3 PORTIONEN

3 Selleriestangen
3 große Möhren
3 Gurken
1 rote Paprikaschote
1 Esslöffel Kokosfett
1 Teelöffel Chilipulver
1 Teelöffel Currypulver
1 Tasse Kokosnusscreme oder -milch (vorzugsweise hausgemacht)
½ Tasse Mandel- oder Erdnussbutter

Sellerie, Möhren, Gurken und Paprikaschoten in mundgerechte Stücke schneiden und auf einer Servierplatte verteilen.

In einem kleinen Topf das Kokosfett, Chilipulver und Currypulver unter Rühren erhitzen, bis die Mischung kräftig duftet (etwa zwei Minuten). Kokosnussmilch und Mandel- oder Erdnussbutter einrühren. Die Sauce ist fertig, wenn sie heiß ist und eine cremige Konsistenz erreicht hat.

Sauce in einer kleinen Schüssel servieren, die in die Mitte der Servierplatte mit dem Gemüse gestellt wird.

Dreitägige Entgiftungskur

Die Entgiftungskur von Hungry for Change verfolgt das Ziel, Ihrer Gesundheit einen kräftigen Anstoß zu geben und Ihnen den Umstieg auf eine allgemein gesündere Ess- und Lebensweise leichter zu machen. Dieses Programm ist nicht das Alpha und Omega aller Entgiftungskuren. Betrachten Sie es vielmehr als einen Frühlingsputz für Ihren Körper. Diese Entgiftung wird Ihre Hungergefühle verringern, Ihre Geschmacksknospen wieder in ihren Ursprungszustand zurückversetzen, den Prozess einer inneren Reinigung in Gang setzen und Sie auf den Weg zu einem gesunden Leben führen. Die Entgiftungskur von Hungrig nach Veränderung bietet eine Fülle an nährstoffreichen vollwertigen Lebensmitteln und grünen Säften, delikaten Salaten, Suppen, Snacks und Desserts. Sie werden also ganz bestimmt nicht Hunger leiden müssen. Die sorgfältig ausgewählten Zutaten werden Ihren Körper mit Nährstoffen füllen und Giftstoffe hinausbefördern, und Ihr Körper wird gut mit Flüssigkeit versorgt.

Wir machen diese Entgiftungskur selbst regelmäßig und empfehlen sie unseren Verwandten und Bekannten aus drei Gründen: Sie geht schnell. Sie ist einfach durchzuführen. Und man braucht keine schwer erhältlichen Zutaten oder Nahrungsergänzungen. Nach der Entgiftung werden Sie höchstwahrscheinlich mehr Energie haben und eine bessere geistige Klarheit, strahlende Haut, Gewichtsverlust, eine stärkere Immunität gegenüber Krankheiten und ein Wiederaufleben Ihrer Lebenslust feststellen.

Wir empfehlen, diese Entgiftung zweimal jährlich durchzuführen, alle sechs Monate. Wenn Sie radikaler vorgehen und noch bessere Ergebnisse erreichen möchten, verlängern Sie die Entgiftung auf sieben oder zehn Tage und fügen Sie einige der Maßnahmen für einen gesunden Lebensstil hinzu, die an späterer Stelle empfohlen werden. Wenn Sie noch nie eine Entgiftungskur gemacht haben und nicht sicher sind, was da auf Sie zukommt, beginnen Sie das Programm am besten an einem Freitag und führen Sie es übers Wochenende durch. Manche Menschen fühlen sich energiegeladen, andere verlangen eher nach Ruhe; wie auch immer Sie sich fühlen, es ist gut, auf Ihren Körper zu hören. Bei manchen Menschen können milde Entgiftungserscheinungen auftreten, wie zum Beispiel Kopfschmerzen, Müdigkeit, Reizbarkeit und Aushusten von schleimigem Auswurf. All das sind normale Symptome und Anzeichen dafür, dass sich Ihr Körper zu reinigen beginnt.

Um eine druckbare Version dieser Anleitung herunterzuladen, die Sie sich an den Kühlschrank kleben können, besuchen Sie:

www.HungryForChange.tv/bonuses

EINKAUFSLISTE

1 große Ingwerwurzel

1 Knoblauchknolle

2 Sellerieknollen

1 Grünkohl

2 Packungen Sprossen (Alfalfa, Sonnenblumen oder Wasserkresse)

3 Bund Petersilie (kraus oder glatt)

2 Handvoll grüne Stangenbohnen

3 Möhren

4 kleine Zucchini

3 Tomaten

3 Avocado

10 kleine Gurken

3 Birnen (oder Äpfel)

6 Zitronen

3 Handvoll rohe Mandeln

120 g entwässerte Kokosnuss von der Zubereitung der hausgemachten Kokosnussmilch (Seite 143) oder, wenn Sie keine Küchenmaschine haben, 1 Dose Kokosnussmilch oder 1 Packung Mandel- oder Hanfmilch

1 kleines Glas gemahlener Zimt

1 Päckchen Chiasamen (mindestens 4 Esslöffel voll)

1 Päckchen geröstete Sesamsamen (mindestens 3 Esslöffel voll)

1 Päckchen Nori-Blätter (Algen)

1 Flasche natürlich fermentierte, weizenfreie Tamari oder Shoyu

Naturbelassenes Meersalz (oder eine kleine Tube Bio-Miso)

Paket Kamillentee (ganze Blätter oder Teebeutel – genug für mindestens drei Teetassen)

Gerstengras- oder Weizengraspulver (optional)

Spirulinapulver (optional)

Hinweis: Wenn eines der angeführten Lebensmittel nicht Saison hat oder nicht verfügbar ist, wo Sie leben, ersetzen Sie es mit etwas Ähnlichem.

Ingwer-Zitronen-Entgiftungsgetränk

Ingwer ist ein kraftvoller Entgifter, der Ihren Metabolismus ankurbelt. Dieses Getränk hydriert Ihren Körper und stimuliert Ihren Darm. Trinken Sie ein großes Glas davon, aber wenn Sie möchten, können Sie ruhig auch mehr trinken – Hydrierung ist wichtig.

1 PORTION

Etwa 350 ml gefiltertes oder Quellwasser mit Zimmertemperatur
Saft von ½ Zitrone
Fingerdicke Knolle einer Ingwerwurzel

Fügen Sie den Zitronensaft dem Glas Wasser hinzu. Raspeln Sie den Ingwer fein über einem Schneidbrett, quetschen Sie dann die Ingwerteilchen in der Hand und lassen Sie den Ingwersaft zwischen Ihren Fingern in das Glas Wasser tropfen. Gleich nach dem Aufstehen bei Zimmertemperatur genießen. Wir wünschen Ihnen einen guten Start in den Tag!

Grüner Superentgiftungssaft

Dieser Saft für den Morgen enthält eine kraftvolle Mischung von leicht verdaulichen, basischen Mineralien wie zum Beispiel Kalium. Es ist wichtig, den Körper während des Reinigungsprozesses alkalisch zu halten, da dadurch die schlechten Bakterien, Hefen und Pilze in Schach gehalten werden. Das hemmt gleichzeitig auch Ihren Appetit. Trinken Sie ein großes Glas voll, und wenn Sie möchten, trinken Sie ruhig auch noch ein zweites. Wenn Sie keinen Entsafter haben, probieren Sie, das Getränk mit etwas Wasser anzurühren. Alternativ dazu können Sie auch den supereinfachen grünen Drink probieren (Seite 129).

1 PORTION

2 bis 3 Selleriestangen ohne die Blätter
1 kleine Gurke
2 Grünkohlblätter
1 Handvoll frische Petersilie
1 kleine Zitrone oder Limette, geschält
1 Birne oder Apfel

Waschen Sie alle Zutaten und schneiden Sie sie klein genug, dass sie in den Entsafter passen. Bereiten Sie aus den Zutaten einen Saft zu und trinken Sie ihn langsam.

Wenn Sie dem Getränk einen besonders gesunden Kick geben wollen, mischen Sie Gerstengras-, Weizengras- oder Spirulinapulver hinein.

Gurken, Sellerie und Möhrensticks

Dies ist Ihr zweites Frühstück, das Ihre Reinigung fortsetzt. Es ist leicht zuzubereiten und Sie können es leicht überall hin mitnehmen.

1 PORTION

1 Selleriestange ohne Blätter
1 kleine Gurke
1 kleine Möhre

Waschen Sie das Gemüse und schneiden Sie es in kleine Sticks. Bewahren Sie sie im Kühlschrank auf, damit sie frisch und knackig bleiben.

Alternativ dazu können Sie einen weiteren Grünen Superentgiftungssaft (Seite 263) oder ein Supereinfaches grünes Getränk (Seite 129) zu sich nehmen.

Sushi-Salat

Dieser Salat enthält eine kraftvolle Mischung von Sprossen und Meeresgemüse. Gemüsesorten aus dem Meer, wie zum Beispiel Nori, gehören zu den nährstoffreichsten pflanzlichen Lebensmitteln unseres Planeten. Sie enthalten besonders viel Kalzium und Jod, das dazu beiträgt, Giftstoffe aus dem Körper zu ziehen.

Wenn Sie arbeiten oder unterwegs sind und keine Zeit haben, diesen Salat zuzubereiten, wählen Sie für Ihr Mittagessen einen großen grünen vegetarischen Salat mit einer „völlig natürlichen" Salatsauce. Lesen Sie auf jeden Fall die Liste der Inhaltsstoffe; wenn sie verdächtig aussieht, bitten Sie um frische Zitrone und etwas Olivenöl.

1 ODER 2 PORTIONEN

Für die Salatsauce

- **1 Esslöffel fein geraspelte Ingwerwurzel**
- **1 Esslöffel Tamari oder Sojasauce**
- **Saft von 1 Zitrone**

Für den Salat

- **1 reife Avocado, klein geschnitten**
- **2 kleine Gurken, halbiert und klein geschnitten**
- **1 Möhre, geraspelt**
- **1 Handvoll Sprossen (vorzugsweise Alfalfa, Wasserkresse oder Sonnenblumensprossen)**
- **1 Handvoll frischer Koriander, fein geschnitten**
- **1 Nori-Blatt, mit einer Schere in mundgerechte Stücke geschnitten**
- **1 Esslöffel geröstete Sesamsamen**

Zur Zubereitung der Salatsauce nehmen Sie die Ingwerraspeln, pressen sie in Ihrer Faust und lassen den Saft zwischen Ihren Fingern in ein kleines Glas laufen. Werfen Sie die ausgepresste Ingwerwurzel weg. Fügen Sie die Tamari (oder Sojasauce) und den Zitronensaft hinzu.

Für den Salat mischen Sie Avocado, Gurken, Möhre, Sprossen, Koriander und Noristreifen in einer Schüssel zusammen und heben Sie die Salatsauce unter. Als Garnierung mit Sesamsamen bestreuen.

Aktivierte Mandeln

Eingeweichte oder aktivierte Nüsse werden während dieser Reinigungsprozedur Ihren Nachmittagsimbiss darstellen. Planen Sie vor, indem Sie die Mandeln über Nacht in einer großen Schüssel mit Wasser einweichen. Am nächsten Morgen gießen Sie das Wasser durch ein Sieb ab und bewahren die Mandeln anschließend im Kühlschrank auf.

2 Tassen rohe Nüsse oder Kerne (Mandeln, Macadamia-, Pekan-, Hasel-, Paranüsse, Pinien-, Kürbis- oder Sonnenblumenkerne)
Gefiltertes oder Quellwasser, mit Zimmertemperatur
1 Teelöffel naturbelassenes Meersalz

In einer großen Schüssel alle Zutaten völlig mit Wasser bedecken. Bei Zimmertemperatur mindestens vier Stunden oder über Nacht quellen lassen. Durch ein Sieb abgießen. Nüsse in einem verschlossenen Behälter im Kühlschrank aufbewahren.

Suppe zum Ausgleich des Kaliumspiegels

Dieses Gemüse-Tonic basiert auf einem Rezept des Arztes Dr. Henry Bieler (Bieler-Brühe) und bietet eine ideale Kombination für die Wiederherstellung des Gleichgewichts von sauer und basisch bzw. von Natrium zu Kalium in den Organen und Drüsen des Körpers.

3 PORTIONEN (1 PORTION FÜR JEDEN ABEND DER ENTGIFTUNG)

4 Tassen gefiltertes oder Quellwasser
4 mittelgroße Zucchini, fein gehackt
3 Selleriestangen, ohne Blätter, fein gehackt
1 Tasse grob gehackte grüne Bohnen
1 großer Bund frische Petersilie, Stängel und Blätter fein gehackt
3 mittelgroße Tomaten, fein gehackt
3 Knoblauchzehen, fein gehackt
2 Teelöffel naturbelassenes Meersalz oder 1 Esslöffel Bio-Misopaste
2 Teelöffel getrockneter Thymian, Rosmarin, Oregano oder andere Kräuter der französischen Provence zur Geschmacksverbesserung

Alle Zutaten in einen großen Suppentopf geben. Zum Kochen bringen, dann die Hitze herunterschalten, zudecken und 30 Minuten sanft köcheln lassen. Warm servieren.

Wenn Sie die Suppe dicker mögen, können Sie die gekochten Zutaten nach und nach herausheben und in einem Rührgerät oder mit einem Pürierstab pürieren und wieder in die Suppe einrühren, bis sie glatt und cremig ist. Allerdings ist die Suppe auch ohne das köstlich.

Die Suppe kann bis zu einer Woche lang im Kühlschrank aufbewahrt oder für späteren Gebrauch eingefroren werden.

Chiasamen-Puddingrezept

Diese Nachspeise, die nach dem Abendessen serviert wird, enthält Chia-Samen, ein gelatinehaltiges pflanzliches Lebensmittel, das dabei hilft, Giftstoffe aus der Leber zu ziehen und sie zur Ausscheidung an den Dickdarm zu übergeben. Chia-Samen haben auch einen hohen Gehalt an Omega-3-Fetten und geben Ihnen ein Völle- und Sättigungsgefühl.

3 PORTIONEN (1 PORTION FÜR JEDEN ABEND DER ENTGIFTUNG)

1¼ Tassen hausgemachte Nussmilch (Seite 144) oder hausgemachte Kokosnussmilch (Seite 143) oder, wenn Sie zu deren Zubereitung keine Zeit haben, gekaufte Mandel- oder Hanfmilch
1 Esslöffel roher Honig oder Ahornsirup
4 Esslöffel Chiasamen
1 Teelöffel gemahlener Zimt

In einem großen Schüttelbecher alle Zutaten gut miteinander vermengen und durchschütteln. Die Mischung in drei kleine Schüsseln gießen und für etwa 30 Minuten in den Kühlschrank stellen, bis die Masse eine puddingartige Konsistenz annimmt. Dies ist eine köstliche Nachspeise, die sich in einem verschlossenen Behälter bis zu einer Woche im Kühlschrank aufbewahren lässt.

Beruhigender Kamillentee

Kamillentee beruhigt den Körper und bereitet ihn auf einen geruhsamen Schlaf vor. Tiefer, ruhiger Schlaf ist während dieser Entgiftung wichtig, denn er hilft Ihnen dabei, unerwünschte Stresshormone zu verdauen, die zu einer Gewichtszunahme führen können.

1 PORTION

1 Tasse gefiltertes oder Quellwasser
1 Beutel Kamillentee oder 1 Esslöffel getrocknete Kamillenblüten

Wasser zum Kochen bringen und in eine Teetasse oder einen Becher gießen. Teebeutel hinzufügen oder, wenn Sie lose Blüten verwenden, eine Teekanne nehmen und die Blüten danach abseihen. 3–5 Minuten ziehen lassen, dann genießen.

Optional dazu versuchen Sie doch andere Kräutertees mit entgiftenden Eigenschaften, zum Beispiel Brennnessel, Löwenzahnwurzel oder Lakritzwurzel.

Affirmation und Visualisierung

Ihre positive Affirmation während dieser Entgiftung lautet: „Ich akzeptiere mich bedingungslos in diesem Augenblick!“ Sagen Sie das laut zu sich selbst vor dem Spiegel, bevor Sie zu Bett gehen oder wann auch immer Sie während des Tages die Zeit dazu finden.

Üben Sie außerdem unmittelbar vor dem Einschlafen Ihre abendliche Visualisierung, bei der Sie sich den Körper und den Gesundheitszustand vorstellen, die Sie sich wünschen. Laden Sie sich eine geführte Visualisierungs-MP3 von Jon Gabriel hier herunter: www.HungryForChange.tv/bonuses.

Tipps für einen gesunden Lebenswandel

Bemühen Sie sich während der Hungry-for-Change-Entgiftungskur, Ihren Terminplan möglichst leer zu halten und sich viel Zeit für sich selbst zu nehmen. Jegliche Ablenkungen sollten auf ein Mindestmaß beschränkt werden. Dazu gehören Fernsehen, Facebook, berufliche Termine und alles andere, was Ihre Aufmerksamkeit erfordern würde. Um das Meiste aus der Reinigung herauszuholen, ist es wichtig, sich in einem verständnisvollen Umfeld aufzuhalten und entspannt zu bleiben.

Die folgenden Empfehlungen werden die natürlichen Entgiftungsprozesse des Körpers unterstützen und Ihre Laune und Ihr Energieniveau heben. Sie werden sich so gut fühlen, dass Sie sich diesen gesunden Lebensstil schnell zur Gewohnheit machen werden!

Körperliche Betätigung: *Körperliche Betätigung und Bewegung stellen einen wichtigen Teil des Reinigungsprozesses dar. Sie fördern den Kreislauf und tragen zur Ausscheidung von Giftstoffen sowie zur Entspannung des Körpers bei. Machen Sie einen flotten 30-minütigen Spaziergang in einer besonders angenehmen Umgebung, zum Beispiel am Strand oder in einem schönen Park.*

Aufenthalt in der Natur: *Frische Luft und Sonnenschein unterstützen die Reinigung der Zellen und Gewebe und reichern sie mit Sauerstoff an, wodurch unser Körper neu belebt wird. Setzen Sie sich allerdings nicht übermäßiger Sonnenstrahlung aus.*

Sauna: *Genießen Sie eine Infrarotsauna oder ein Dampfbad, um den Kreislauf zu fördern und die Ausscheidung von Giftstoffen durch die Haut zu unterstützen.*

Yoga: *Vor Ihrer Hauptmahlzeit, versuchen Sie dreißig Minuten oder eine Stunde Yoga. Beginnen Sie mit einigen Sonnengrüßen und schließen Sie einen Schulterstand mit ein, welcher die Schilddrüsenhormone stimuliert und den Metabolismus reguliert. (Wenn Ihnen diese Stellungen nicht bekannt sind, googeln Sie danach. Sie sind leicht zu erlernen und machen Spaß.)*

Atmen: *Machen Sie dreimal am Tag zehn tiefe Atemzüge. Zählen Sie beim Einatmen bis vier, halten Sie den Atem bis acht und atmen Sie bis sechzehn aus. Nutzen Sie dabei Ihr Zwerchfell, sodass sich Ihr Bauch beim Einatmen ausdehnt. Wenn Sie ausatmen, stellen Sie sich vor, dass mit Ihrem Atem Giftstoffe aus Ihrem Körper entweichen.*

Haut bürsten: *Bevor Sie unter die Dusche gehen, bürsten Sie Ihre Haut mit kleinen, schnellen Strichen vom Kopf bis zu den Füßen. Verwenden Sie eine Hautbürste mit weichen Borsten, wie man sie in den meisten Reformhäusern und Drogerien kaufen kann. Wenn Sie Ihre Haut fünf Minuten pro Tag bürsten, stärken Sie den Kreislauf und bauen Fettansammlungen in Ihrem Körper ab.*

Massage: *Gönnen Sie sich eine Massage. Jede Art von Körpermassage wird Ihren Blutfluss verstärken. Wenn Zeit oder Geld ein Problem darstellen,* *versuchen Sie es mit einer Fußreflexzonenmassage; diese stimuliert die Entgiftungsorgane des Körpers.*

Baden: *Nehmen Sie ein dampfendes Bad und rubbeln Sie Ihren Körper mit einem Luffahandschuh ab. Fügen Sie dem Badewasser Bittersalze oder Bentonitlehm hinzu; diese verstärken die Entgiftungsprozesse.*

Meditation: *Beginnen Sie den Tag mit einer fünfzehnminütigen Meditation. Sitzen Sie still und konzentrieren Sie sich auf Ihre Atmung. Stellen Sie sich vor, wie sich Ihr Körper entgiftet. Stellen Sie sich beim Einatmen vor, wie gesunder Sauerstoff in Ihre Lungen und Ihr Blut eintritt. Beim Ausatmen stellen Sie sich vor, wie Giftstoffe Ihren Körper verlassen.*

Keine Stimulantien: *Meiden Sie Stimulantien wie Kaffee, schwarze Tees, Alkohol, Zigaretten und Süßigkeiten. Genießen Sie stattdessen Käutertees oder Zitronenwasser, um die Leber bei der Ausscheidung von Abfallstoffen zu unterstützen.*

Hydrierung: *Trinken Sie viel gefiltertes Wasser oder Quellwasser (bis zu zwei Liter pro Tag), um das System auszuspülen. Es ist wichtig, dass man kein Wasser zu den Mahlzeiten trinkt, denn es verwässert dann die Verdauungsenzyme und behindert dadurch die Aufnahme von Nährstoffen. Trinken Sie Wasser eine halbe Stunde vor dem Essen und warten Sie nach der Mahlzeit mindestens eine Stunde, bevor Sie wieder etwas trinken.*

Zurück zur Natur: *Verwenden Sie natürliche Körperpflegeprodukte; das umfasst auch Zahnpasta, Körperlotion und Deodorant. Diese Produkte sollten kein Natriumlaurylsulfat, Natriumlaurethsulfat, Aluminium und Fluorid enthalten. Eine gute Daumenregel besagt: Wenn Sie es nicht essen können, sollten Sie es auch nicht auf Ihren Körper tun.*

Dickdarmreinigung: *Wer etwas Neues ausprobieren möchte, kann sich einen Termin für eine Darmspülung geben lassen. Bei einer solchen Behandlung wird der schleimige Belag entfernt, der sich eventuell an den Wänden Ihres Dickdarms angesammelt hat. Nach einer Darmspülung stellen manche Menschen fest, dass ihr Bauch etwas flacher geworden ist. Wenn eine Darmspülung Ihnen nicht zusagt, Sie aber trotzdem gern Ihren Dickdarm reinigen möchten, dann machen Sie sich zu Hause selbst einen Einlauf. Die meisten Apotheken und Drogerien verkaufen Einlaufpakete, mit denen Sie Ihre Därme säubern können. Nach dem Einlauf oder der Spülung sollten Sie unbedingt ein qualitativ hochwertiges probiotisches Mittel einnehmen, um die guten Bakterien zu ersetzen, die bei der Darmreinigung eventuell verloren gegangen sind. Ihr Darmhydrotherapeut, der Ernährungsberater im Naturkostladen oder ein Naturheilpraktiker werden Sie dabei beraten können.*

Gesundheitsprofil

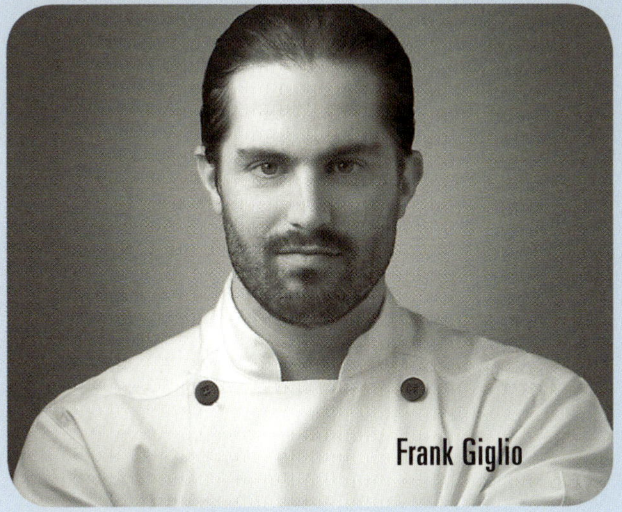

Nach mehr als fünfzehn Jahren im kulinarischen Bereich habe ich das Gefühl, dass ich es mit meiner persönlichen Reise und entsprechend angepassten Küche weit gebracht habe. Als junger Kochlehrling hatte ich keine Ahnung, wie wichtig es war, ausgeglichene, nahrhafte Speisen zuzubereiten und zu essen. Niemand hatte mich je über die Gefahren von raffinierten und übermäßig verarbeiteten Nahrungsmitteln informiert.

Glücklicherweise erlebte ich, wie es mit meiner Gesundheit bergab und mit meinem Gewicht bergauf ging und wie meine Lebenslust am absoluten Tiefpunkt ankam. Glücklicherweise – denn ich musste mich erst ganz schrecklich fühlen, um ein echtes Verlangen danach zu entwickeln, mich wohl zu fühlen! Schließlich änderte ich komplett meine Ernährung und meinen Lebensstil, und ich fühlte den Unterschied sofort. Diese radikale Veränderung bewegte mich dazu, mich weiterzubilden, sodass ich andere lehren und inspirieren konnte, ein möglichst gutes Leben zu führen.

Ich esse viele verschiedene Speisen. Mein Freund Daniel Vitalis drückt es in seinen Vorträgen so aus, dass ich von den vier Königreichen esse. Ich esse

Pflanzen, Tiere, Pilze und Bakterien. Je nach Jahreszeit oder meinem jeweiligen spezifischen Gesundheitsziel esse ich manchmal eine Menge von einem Königreich und weniger von den anderen. Insgesamt ist meine Ernährung aber darauf ausgerichtet, das richtige Gleichgewicht zwischen den vier Königreichen zu finden. Ich liebe die Natur und esse gern so viele Lebensmittel aus dem Wald, wie ich nur bekommen kann. Ich mag wilde Lebensmittel und Kräuter sehr gern und finde es daher unverzichtbar, sie meinen Gerichten hinzuzufügen.

Auf den Seiten 277 - 279 finden Sie komplette Speisepläne für sieben Tage, von denen ich glaube, dass sie Ihrer Gesundheit förderlich sein werden. Ich finde, das Wichtigste ist die Bereitschaft, zu lernen und für Neues aufgeschlossen zu bleiben – diese Einstellung wird Sie in die richtige Richtung führen

Auf eine gute Gesundheit!
Frank Giglio

› **Frank Giglio verliebte sich im Alter von 15 Jahren in die faszinierende Welt der Lebensmittel. Neugierig und ehrgeizig nahm er eine Lehre direkt bei den einigen der Spitzenköche der USA auf, die ihm ein tiefes Verständnis für den kreativen Prozess der Speisenzubereitung vermittelten und ihm die Wichtigkeit der Meisterschaft in dieser feinen Kunst deutlich machten, zumal Geschmäcker und Aromen nach einer künstlerischen Ader verlangen, wenn man köstliche und nahrhafte Gerichte kreieren will. Er machte einen Berufsabschluss am Institute for Integrative Nutrition in New York City und eine Weiterbildung zum Chefkoch am New England Culinary Institute in Montpelier, Vermont. Seine kulinarischen Schöpfungen haben zwar ihre Grundlagen in klassischen Methoden und traditioneller Speisenzubereitung, doch er nutzt Lebensmittel auch als Medizin. Wenn er seine Kochmütze trägt, konzentriert er sich auf eine nachhaltige Küche. Er sucht stets nach Zutaten der höchsten Qualität, die in der Region angebaut und saisonal geerntet werden, und er vertritt bei der Speisenzubereitung mit Überzeugung den Grundsatz „vom Bauernhof auf den Tisch“. Er ist in seinem Alltagsleben nach wie vor sehr der Erde verbunden, beschäftigt sich mit Kräuterkunde, dem Verzehr von lebendigen Pflanzen und dem Sammeln von Wildpflanzen. Er kreiert innovative Gerichte, die vollwertig und vollmundig sind, voller Vitalität stecken und nur einen sehr kleinen ökologischen Fußabdruck hinterlassen. Es betrachtet es als einen Segen, dass er seine Leidenschaft mit seinen Kunden sowie mit seiner Ehefrau und ihrem kleinen Sohn teilen kann.**

Speiseplan für sieben Tage

Frank Giglio

Montag

Frühstück: Cremiger Blaubeer-Smoothie (S. 145)
Mittagessen: Quinoa-Salat mit duftenden Gewürzen (S. 205)
Abendessen: Leckerer Burger-Salat mit Zitronen-Kräuter-Vinaigrette (S. 203)

Dienstag

Frühstück Selbst gemischtes Müsli (S. 166)
Mittagessen: Kohlrouladen mit Wildlachs (S. 224)
Abendessen: Französische Zwiebelsuppe (S. 177)

Mittwoch

Frühstück Gemüse-Frittata (S. 163)
Mittagessen: Dhal aus roten Linsen und Kokosnuss (S. 181)
Abendessen: Gebackenes Tempeh mit Shiitake und Süßkartoffel (S. 217)

Donnerstag

Frühstück Hausmachermüsli (S. 168)
Mittagessen: Asiatisch inspirierter Quinoa-Salat (S. 199)
Abendessen: Curry-Fischfrikadellen mit Mangosauce (S. 226)

Freitag

Frühstück Pochierte Eier auf sautiertem Grüngemüse (S. 165)
Mittagessen: Gedünsteter Blumenkohl und Brokkoli mit grob gewürfeltem Avocadosalat (S. 188)
Abendessen: Chinesischer Lachssalat (S. 201)

Samstag

Frühstück Warmer Frühstücksbrei (S. 170)
Mittagessen: Guter alter Gartensalat (S. 192)
Abendessen: Langsam geschmorte Hühnerschenkel (S. 238)

Sonntag

Frühstück Scharfe Frühstücks-Burritos (S. 173)
Mittagessen: Mineralisierende rohe grüne Suppe (S. 176)
Abendessen: Garnelen-Grünkohl-Sauté (S. 230)

Vegetarischer Speiseplan für sieben Tage

James Colquhoun, Laurentine ten Bosch, und Frank Giglio

Montag

Frühstück: Erfrischender Saft aus Gurke, Birne und Fenchel und perfektes Rührei (S. 128, 162)
Mittagessen: Schöne-Haut-Salat (S. 191)
Abendessen: Omelett-Pizza (S. 218)

Dienstag

Frühstück: Supereinfacher grüner Drink und Hirsebrei (S. 129, 169)
Mittagessen: Blaubeersalat mit Zitronen-Ingwer-Sauce (S. 190)
Abendessen: Französische Zwiebelsuppe (S. 177)

Mittwoch

Frühstück: Entgiftungssaft aus Ingwer und Zitrone und Gemüse-Frittata (S. 131, 163)
Mittagessen: Dal aus roten Linsen und Kokosnuss (S. 181)
Abendessen: Rohe Zucchini Alfredo (S. 209)

Donnerstag

Frühstück: Beeren-Kefir-Smoothie und Hausmachermüsli (S. 155, 168)
Mittagessen: Asiatisch inspirierter Quinoa-Salat (S. 199)
Abendessen: Ei-und-Zitronen-Suppe mit Quinoa (S. 180)

Freitag

Frühstück: Ingwer-Zitronen-Tee und pochierte Eier auf sautiertem grünem Gemüse (S. 159, 165)
Mittagessen: Gedünsteter Blumenkohl und Brokkoli mit grob gewürfeltem Avocadosalat (S. 188)
Abendessen: Salat mit geröstetem Gemüse und Joghurtsauce (S. 198)

Samstag

Frühstück: Supereinfacher grüner Drink und warmer Frühstücksbrei (S. 129, 170)
Mittagessen: Guter alter Gartensalat (S. 192)
Abendessen: Gemüsefrittatine und Grüngemüse mit Mandeln und Zitronensauce (S. 210, 219)

Sonntag

Frühstück: Scharfe Frühstücks-Burritos (S. 173)
Mittagessen: Mineralienreiche rohe grüne Suppe (S. 176)
Abendessen: Salat mit Erdbeeren, Pekannüssen und Ziegenkäse und Süßkartoffelfritten (S. 189, 211)

Empfohlene Lektüre

Clean: The Revolutionary Program to Restore the Body's Natural Ability to Heal Itself (erweiterte Fassung) von Dr. Alejandro Junger. San Francisco: HarperOne, 2012.

The Wisdom of Menopause: Creating Physical and Emotional Health During the Change (überarbeitete Fassung) von Dr. Christiane Northrup. New York: Bantam Books, 2012.

Women's Bodies, Women's Wisdom: Creating Physical and Emotional Health and Healing (überarbeitete Fassung) von Dr. Christiane Northrup. New York: Bantam Books, 2010.

Eating for Beauty von David Wolfe. Berkeley, CA: North Atlantic Books, 2003.

Take Control of Your Health von Dr. Joseph Mercola und Dr. Kendra Pearsall. Mercola.com, 2007.

Sweet Deception: Why Splenda, NutraSweet, and the FDA May Be Hazardous to Your Health von Dr. Joseph Mercola und Dr. Kendra Pearsall. Nashville: Thomas Nelson Books, 2006.

Slim for Life: Freedom from the Diet Trap von Jason Vale. London: Thorsons Publishers, 2008.

Juice Yourself Slim: Lose Weight Without Dieting von Jason Vale. London: Thorsons Publishers, 2008.

The Gabriel Method: The Revolutionary Diet-Free Way to Lose Weight von Jon Gabriel. Cammeray, Australia: Simon & Schuster, 2009.

Crazy Sexy Diet: Eat Your Veggies, Ignite Your Spark, and Live Like You Mean It! von Kris Carr. Guilford, CT: Skirt!, 2011.

Crazy Sexy Cancer Tips von Kris Carr. Guilford, CT: Skirt!, 2007.

Fat, Sick & Nearly Dead von Joe Cross. Blurb, 2011.

The Hormone Factor von Ralph Moorman (digitales Buch). 2010.

No Grain Diet: Conquer Carbohydrate Addiction and Stay Slim for Life von Dr. Joseph Mercola. New York: Plume, 2004.

Your Body's Many Cries for Water von Dr. F. Batmanghelidj. Falls Church, VA: Global Health Solutions, 2008.

Superfoods: The Food and Medicine of the Future von David Wolfe. Berkeley, CA: North Atlantic Books, 2009.

Doctor Yourself: Natural Healing That Works von Andrew Saul. Basic Health Publications, 2003.

The Gerson Therapy: The Proven Nutritional Program for Cancer and Other Illnesses von Charlotte Gerson und Morton Walker, D.P.M. New York: Kensington, 2001.

Apple Cider Vinegar: Miracle Health Systems von Patricia Bragg und Paul C. Bragg. Santa Barbara, CA: Bragg Health Sciences, 2008.

Deep Nutrition: Why Your Genes Need Traditional Food von Dr. Catherine Shanahan und Luke Shanahan. Big Box Books, 2008.

The Cholesterol Myths: Exposing the Fallacy That Saturated Fat and Cholesterol Cause Heart Disease von Uffe Ravnskov. Warschau, IN: New Trends Publishing, 2002.

Food Is Better Medicine Than Drugs: Your Prescription for Drug-Free Health von Patrick Holford und Jerome Burne. London: Piatkus Books, 2007.

Healthy Healing: A Guide to Self-Healing for Everyone by Dr. Linda Page. Healthy Healing Inc., 2004.

Body Ecology Diet: Recovering Your Health and Rebuilding Your Immunity von Donna Gates. New York und London: Hay House, 2011.

Nutrition and Physical Degeneration von Weston Price, D.D.S. Lemon-Grove, CA: Price-Pottenger Nutrition Foundation, 2008.

The Blood Sugar Solution: The UltraHealthy Program for Losing Weight, Preventing Disease, and Feeling Great Now! von Dr. Mark Hyman. New York: Little, Brown, 2012.

Jamie at Home: Cook Your Way to the Good Life von Jamie Oliver. New York: Hyperion, 2008.

Food Rules: An Eater's Manual von Michael Pollan. New York: Penguin, 2010.

Heal Your Body A–Z: The Mental Causes for Physical Illness and the Way to Overcome Them von Louise Hay. New York und London: Hay House, 1998.

Die Lehrer

Das Buch HUNGRIG NACH VERÄNDERUNG (im Original: HUNGRY for CHANGE) wäre nicht ohne die unglaublichen Beiträge der folgenden Lehrer entstanden. Diese Menschen haben ihr Leben und ihren Beruf der Aufgabe gewidmet, anderen Menschen zu helfen, ihre Gesundheit zu verbessern – und dafür sind wir ihnen unendlich dankbar.

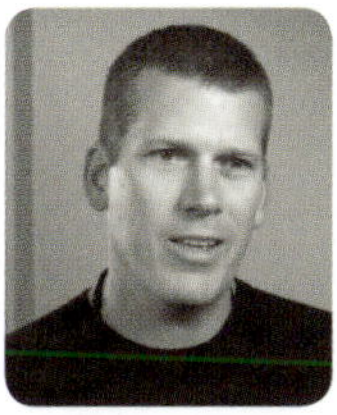

Mike Adams ist ein Schriftsteller, der über natürliche Gesundheit schreibt, und ein preisgekrönter Journalist mit einem großen Interesse an persönlicher Gesundheit, der Umwelt und der Heilkraft der Natur. Er hat über 1.800 Artikel und Dutzende von Reportagen und Ratgeber geschrieben und Interviews zu Themen der natürlichen Gesundheit durchgeführt. Damit hat er das Leben von Millionen von Lesern auf der ganzen Welt beeinflusst. Mike Adams ist auch als der „Health Ranger" bekannt. Er ist der Gründer und Redakteur von NaturalNews.com.

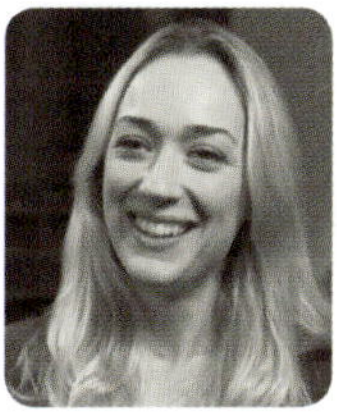

Kris Carr ist die Autorin der *New-York-Times*-Bestseller *Crazy Sexy Diet, Crazy Sexy Cancer Tips, Crazy Sexy Cancer Survivor* und *Crazy Sexy Kitchen*. Als Motivationsrednerin und Wellness-Coach führt sie Seminare in Wellnesszentren in den ganzen USA durch und hält Vorträge an medizinischen Schulen, in Krankenhäusern und an Universitäten. Kris ist in den Fernsehsendungen *The Today Show, Good Morning America, The CBS Evening News, The Gayle King Show* und *The Ophrah Winfrey Show* aufgetreten. Sie ist die Gründerin des preisgekrönten Online-Magazins *Crazy Sexy Life* unter crazysexylife.com.

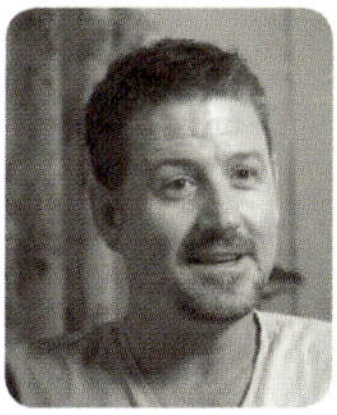

Joe Cross Ist der Regisseur von *Fat, Sick, and Nearly Dead*, eines Dokumentarfilms über die Wiedergewinnung seiner Gesundheit, und der Gründer von Reboot Your Life, einer Lifestyle-Marke, die Informationen, Hilfsmittel, Verbraucherprodukte und Community-Support bietet, um Menschen zu ermutigen, mehr Obst und Gemüse zu essen, um ihre Gesundheit und Vitalität zu verbessern. Seine Website ist www.jointhereboot.com.

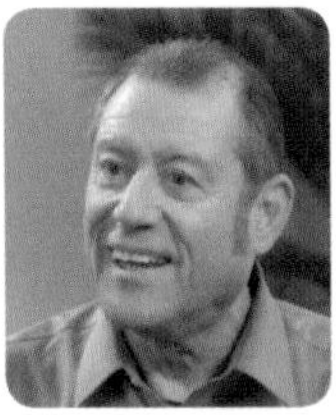

Harvey Diamond, ist ein Pionier, der Menschen hilft, sich eine bessere Ernährung anzugewöhnen. Er ist ein Gesundheits- und Wellnessadvokat und Autor von *New-York-Times*-Bestsellern. Seine Bücher der Reihe *Fit for Life* wurden in Stückzahlen von fast 14 Millionen verkauft und in 33 verschiedene Sprachen übersetzt. Seine Website ist harveydiamond.com.

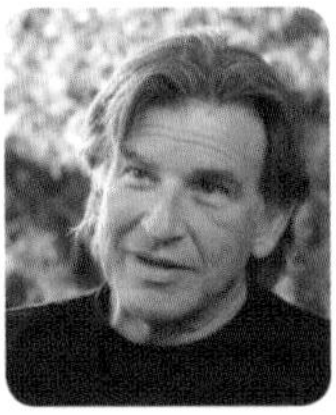

Frank Ferrante ist Thema des Dokumentarfilms *May I Be Frank*. Er liebt das Leben, gutes Essen, schöne Frauen und lacht gern. Frank war auch ein Drogensüchtiger, krankhaft fettleibig, Prädiabetiker und an Hepatitis C erkrankt. *May I Be Fran*k dokumentiert die Transformation des Lebens von Frank Ferrante. Seine Website ist mayibefrankferrante.com.

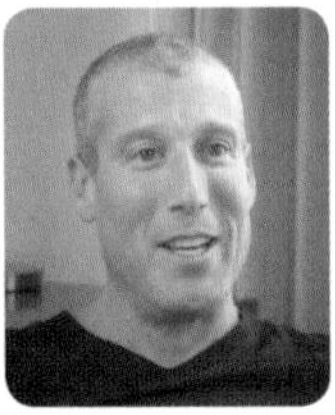

Jon Gabriel, ist ein Experte für Gewichtsabnahme und Visualisierung sowie Autor des Buches *The Gabriel Method*. 1990 begann Jon aus unerklärlichen Gründen zuzunehmen. Er probierte jede Diät und jedes Programm zum Abnehmen, doch trotzdem nahm er immer mehr zu. Je mehr Diäten er machte, umso mehr nahm er zu. Die Situation wurde Mitte 2001 kritisch, als er schon krankhaft fettleibig war und ein Gewicht von über 200 kg erreichte. Jon nahm danach ohne Diäten und ohne Operationen 110 kg ab. Seine Website ist www.GabrielMethod.com.

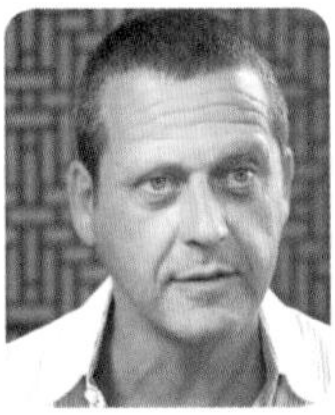

Alejandro Junger, M.D., ist Autor des *New-York-Times*-Bestsellers *Clean*. Dr. Junger wurde in Uruguay geboren und graduierte dort 1990 an der medizinischen Hochschule. Er zog dann nach New York, um ein postgraduales Studium aufzunehmen. Er schloss dieses Studium in innerer Medizin am New York University Downtown Hospital und sein Praktikum in Kardiologie am Lenox Hill Hospital in New York City ab. Die durch seinen Umzug nach New York bedingte drastische Veränderung seiner Lebens- und Ernährungsweise manifestierte sich bald in einem Reizdarm und in Depressionen. Als er selbst zu einem Patienten des Systems wurde, das er praktizierte, war er so schockiert, dass er sich auf eine Reise begab, um nach alternativen Lösungen für sein gesundheitliches Problem zu suchen. Seine Website ist www.cleanprogram.com.

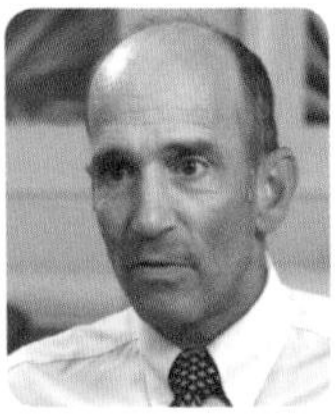

Dr. Joseph Mercola ist ein Osteopath, der sich als Arzt leidenschaftlich dafür einsetzt, das traditionelle medizinische Paradigma in den USA zu transformieren. Die *Huffington Post* bezeichnete ihn 2009 als den „Ultimate Wellness Game Changer". Er ist Autor des Buches *Sweet Deception* und der *New-York-Times*-Bestseller *The Great Bird Flu Hoax* und *The No-Grain Diet*. Er ist der Gründer von Mercola.com.

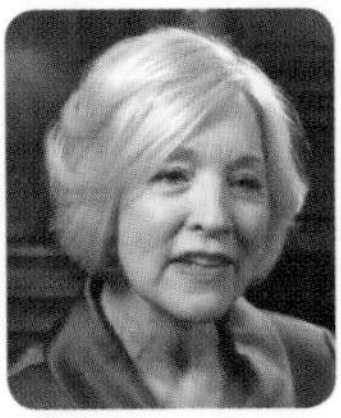

Christiane Northrup, M.D., ist die weltweit führende Autoritätsperson zu Frauengesundheit und Wellness. Sie ist eine zugelassene Ärztin für Frauenheilkunde und Geburtshilfe mit Abschluss der Dartmouth Medical School und hat ihr Praktikum am Tufts – New England Medical Center geleistet. Dr. Northrup war auch 20 Jahre lang eine klinische Assistenzprofessorin für Frauenheilkunde und Geburtshilfe am Maine Medical Center. Sie erkennt die Einheit von Körper, Geist und Seele an und hilft Frauen, sich ihrer angeborenen inneren Weisheit bewusst zu werden und sie zu nutzen, um ihre Gesundheit positiv zu transformieren. Sie ist Autorin der *New-York-Times*-Bestseller *Women's Bodies* und *The Wisdom of Menopause*. Ihre Website ist www.drnorthrup.com.

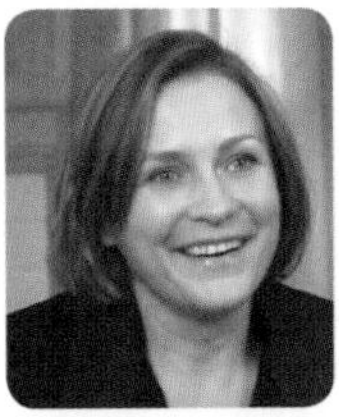

Evita Ramparte ist eine führende Gesundheitsjournalistin, ganzheitlicher Coach und Medienproduzentin. Sie hat ihre Gesundheit nach einer Krebsdiagnose im Jahr 2000 durch Saftzubereitung und eine Ernährung auf pflanzlicher Basis vorangebracht. Sie wurde von MTV Europe und der Zeitschrift *Cosmopolitan* interviewt und ermutigt andere Menschen, ebenfalls ihre Gesundheit weiterzuentwickeln. Ihre Website ist www.evitaramparte.com.

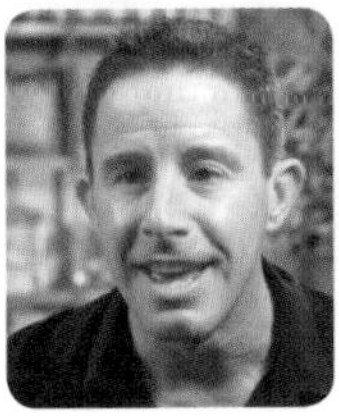

Jason Vale ist eine führende Autoritätsperson zu den Themen Gesundheit, Suchtbekämpfung und Saftzubereitung. Von seinen Büchern – *7lbs in 7 Days: Super Juice Diet, Juice Master. Turbo Charge Your Life in 14 Days* und *Slim for Life* – wurden auf der ganzen Welt mehr als 2 Millionen Stück verkauft. Jason hat sich der Saftzubereitung zugewandt, um seine eigene Gesundheit zu transformieren, und man nennt ihn jetzt den „Juice Master". Mit seinen Büchern, DVDs und Saftkuraufenthalten hilft er Menschen auf der ganzen Welt, ihre Gesundheit ebenfalls voranzubringen. Seine Website ist www.thejuicemaster.com.

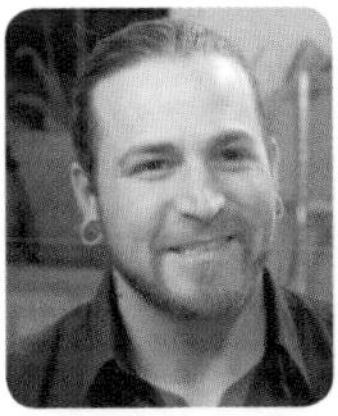

Daniel Vitalis ist ein naturbezogener Philosoph und ein bekannter Stratege für Gesundheit, Ernährung und persönliche Weiterentwicklung. Er ist ein führender Experte für traditionelle und wilde Lebensmittel und lehrt, dass eine unbesiegbare Gesundheit das Ergebnis eines Lebens in Harmonie mit unserer biologischen Beschaffenheit und unserer Rolle im Ökosystem ist. Seine Website ist www.danielvitalis.com.

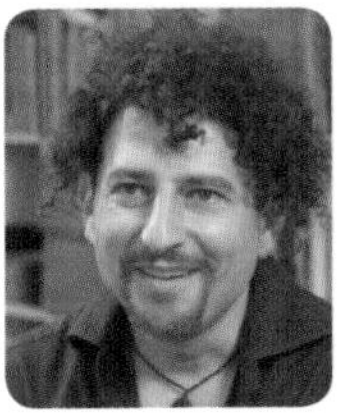

David Wolfe ist eine der führenden Autoritäten der Welt zu Superfoods und Ernährung. Er hat einen Master-Titel in Ernährungswissenschaft und ist Autor der Bücher *Eating for Beauty, The Superfood Diet Success System, Naked Chocolate, David Wolfe on Raw Foods, Superfoods and Superherbs, Superfoods: The Food and Medicine of the Future* und *The Longevity NOW Program.* Seine Website ist www.davidwolfe.com.

Danksagung

Besonderer Dank an:

Dr. Alejandro Junger
Dr. Christiane Northrup
David Wolfe
Daniel Vitalis
Dr. Joseph Mercola
Jason Vale
Jon Gabriel
Kris Carr
Mike Adams
Evita Ramparte
Frank Ferrante
Joe Cross
Jamie Oliver
Siddha Yoga Foundation
Connect with Spirit
Harvey Diamond
Ralph Moorman
Nick Ortner
Sue Dengate
Rory Freedman
Philip McCluskey
Dr. Romeo Brooks
Gideon Weil
Miles Doyle
Suzanne Quist
Babette Dunkelgrun
Melinda Mullin
Terri Leonard
Mark Tauber
Claudia Boutote
Laina Adler
Enzo Tedeschi
David Sander
Carlo Ledesma
Carla Nirella
Frank Giglio
Anthony Robbins
Jamie Oliver
Oprah Winfrey
Roy und Megan Colquhoun
Karian und Berend ten Bosch
Oma Hetty ten Bosch
Oma Ditty Zwollo
Janharm und Cinda Musters
Allen Adkins
Alex und Karen Ortner
Nick Ortner
Monika Lopez
Kipp Stroden
Christina Afentoulis
Chip Grey
Buck Palmer und Ashley Hart
Georgie Pierce
Jocelyn Musters
Emma Sgourakis
Nigel Hall
Michael Maidens
Corrina McGowan
Rachel Morrow
Harmony Parkes
Belinda Pooley
Patrick Walsh
Russell, Matt, Tom
und dem Team von OMC
Jonathan Weyland
Jany und Michel Blanchard
Chase Carter
John Butler Trio

Quellennachweise

Mit besonderer Anerkennung bedanken wir uns für die Genehmigungen zum Einbinden (und in manchen Fällen zum Nachdruck) dieser Informationen und Rezepte:

Die Informationen über ungesunde Ernährung auf Seiten 18 und 19 wurden mit freundlicher Genehmigung von Mike Adams eingefügt.

Die Informationen über Chemikalien in Kosmetika auf den Seiten 100 und 101 wurden mit freundlicher Genehmigung der David Suzuki Foundation eingefügt.

Die Informationen über Superfoods auf Seite 61 und Essen für die Schönheit auf Seite 104 wurden mit freundlicher Genehmigung von David Wolfe eingefügt.

Das Rezept auf Seite 149 wurde mit Genehmigung von Mike Adams wiedergegeben.

Die Rezepte auf den Seiten 130, 132, 138, 139 und 140 wurden mit Genehmigung von Joe Cross wiedergegeben.

Die Rezepte auf den Seiten 127, 148, 150, 152, 153, 174, 179, 193, 194, 195, 196, 210, 218, 219, 233, 239, 247, 251, 252, 253, 255 und 256 wurden mit Genehmigung von Jon Gabriel wiedergegeben.

Die Rezepte auf den Seiten 145, 163, 165, 166, 168, 170, 173, 176, 177, 181, 183, 184, 185, 186, 188, 192, 199, 201, 203, 205, 217, 220, 221, 222, 223, 224, 226, 230 und 238 wurden mit Genehmigung von Frank Giglio genutzt.

Die Rezepte auf den Seiten 171, 172, 212, 213, 214, 215, 216, 229, 231 und 232 wurden mit Genehmigung von Dr. Joseph Mercola, D.O. wiedergegeben.

Die Rezepte auf den Seiten 133, 134, 135, 136, 137, 141, 142, 146, 147, 151, 156, 158, 202 und 204 wurden mit Genehmigung von Jason Vale wiedergegeben.

Das Rezept auf Seite 160 wurde mit Genehmigung von Daniel Vitalis wiedergegeben.

Die Rezepte auf den Seiten 126, 128, 129, 131, 143, 144, 155, 157, 158, 159, 161, 162, 164, 167, 169, 175, 178, 180, 182, 187, 189, 190, 191, 197, 198, 200, 206, 207, 208, 209, 211, 225, 227, 228, 234, 236, 240, 241, 242, 244, 246, 248, 249, 250, 254, 257 und 258 wurden mit Genehmigung von James Colquhoun, Laurentine ten Bosch und Emma Sgourakis, FOOD MATTERS: The Recipe Book, wiedergegeben.

Index

Entdecken Sie den Film

Um den Film

HUNGRIG NACH VERÄNDERUNG:

Ihre Gesundheit liegt in Ihren Händen

anzusehen, schauen sie auf:

www.foodmatters.de

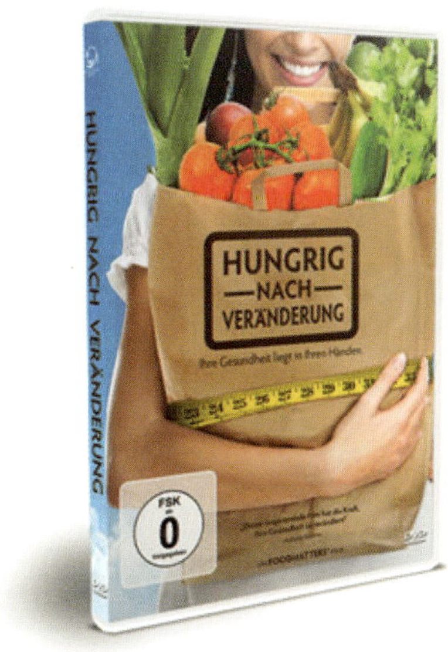